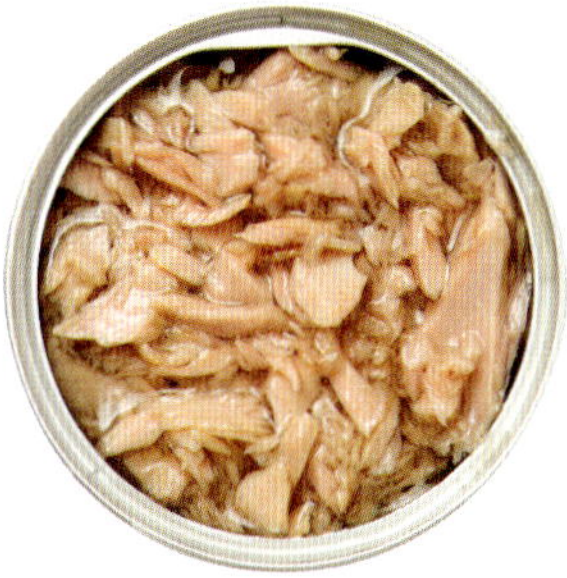

実はツナ缶は、
すごい健康食材なんです。

すごい理由は、ツナ缶には、健康に欠かせない栄養素がたっぷり含まれているからです。

たとえば、DHA(ドコサヘキサエン酸)とEPA(エイコサペンタエン酸)。

DHAとEPAには、**血液をサラサラ**にして**脳梗塞や心筋梗塞を予防**する効果があります。さらに脳の働きを活性化することで**認知症予防も**期待できます。

ツナ缶には、筋肉づくりに欠かせないたんぱく質も豊富です。たんぱく質には、太りにくい体をつくる効果もあります。

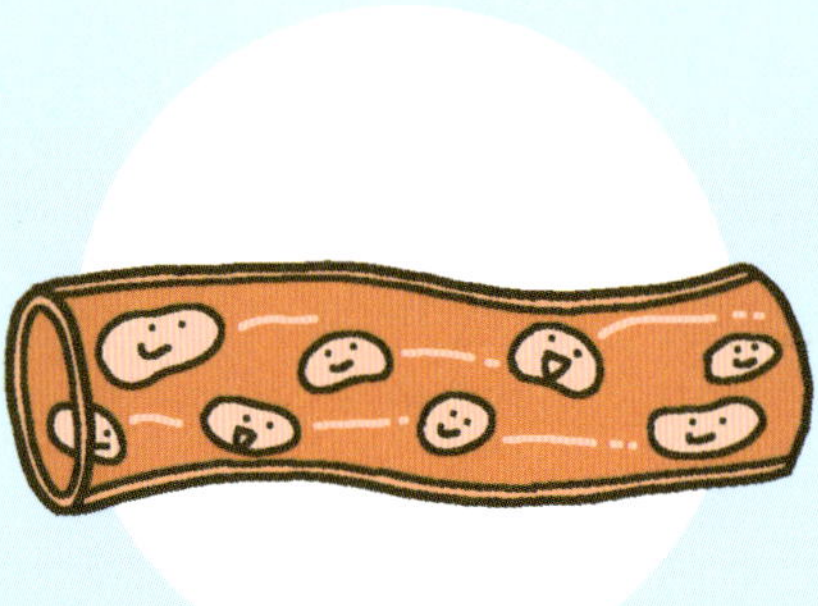

ツナ缶の健康効果は、まだまだあります。
ツナ缶に含まれるビタミンDは、**骨を強く**します。
ビタミンEは、老化の一因である**活性酸素を撃退**します。
ビタミンB_{12}は、**赤血球を育て**てくれます。
鉄分は、**貧血を回避**します。

詳しい健康効果については本書で解説しますが、
ツナ缶には健康のための栄養素が
ふんだんに詰め込まれているのです。
そんなツナ缶を常備しておくと、
いつもの食事づくりがとってもらくになります。

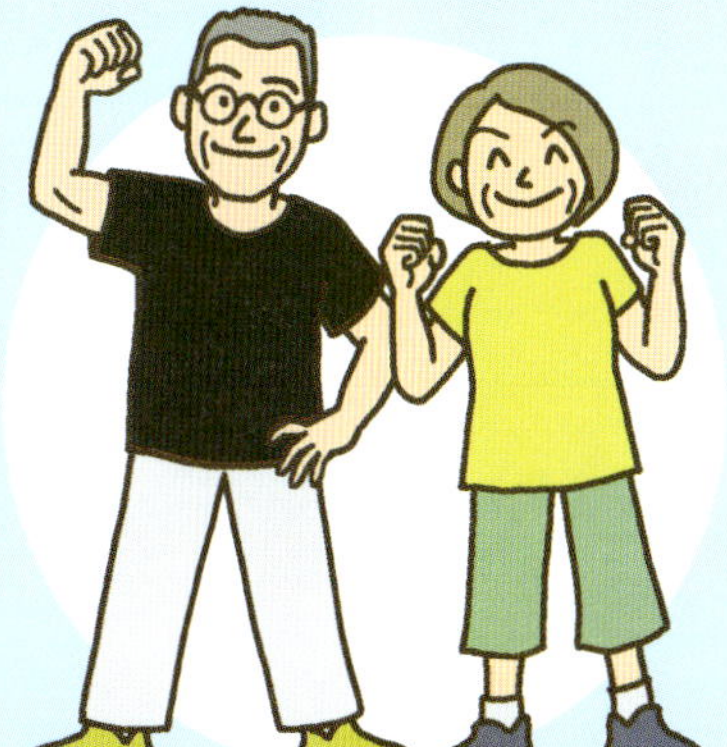

ツナ缶がすごい食材の理由は、もうひとつあります。
それは、ツナ缶の利便性です。

ツナ缶は誰でも気軽に買える
リーズナブルな価格の食材です。
スーパーでもコンビニでも、どこでも手に入ります。

さらにツナ缶は、薄味のうえに、形状もいろいろだから、
和・洋・中、どんな料理とも合います。
下ごしらえ済みだから**料理時間も短縮**できます。

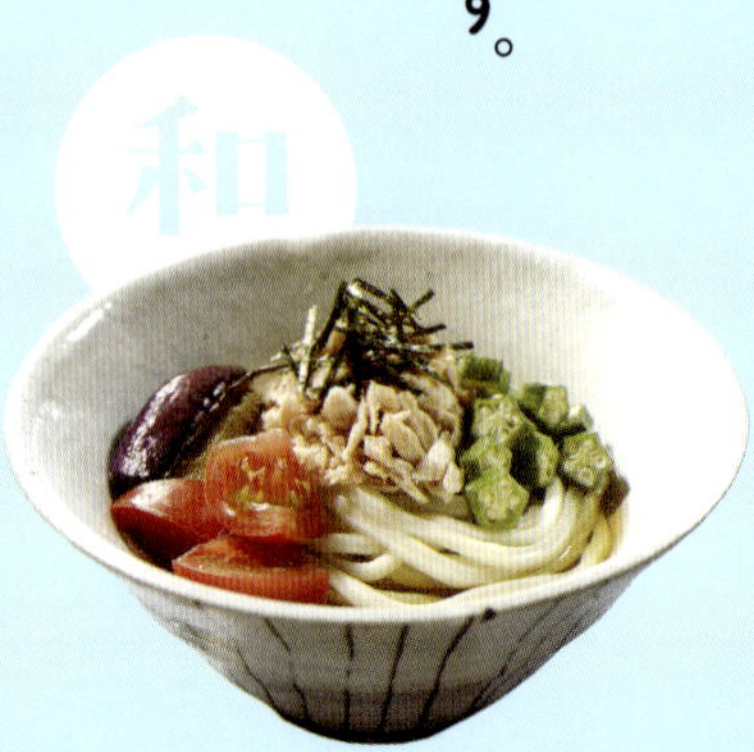

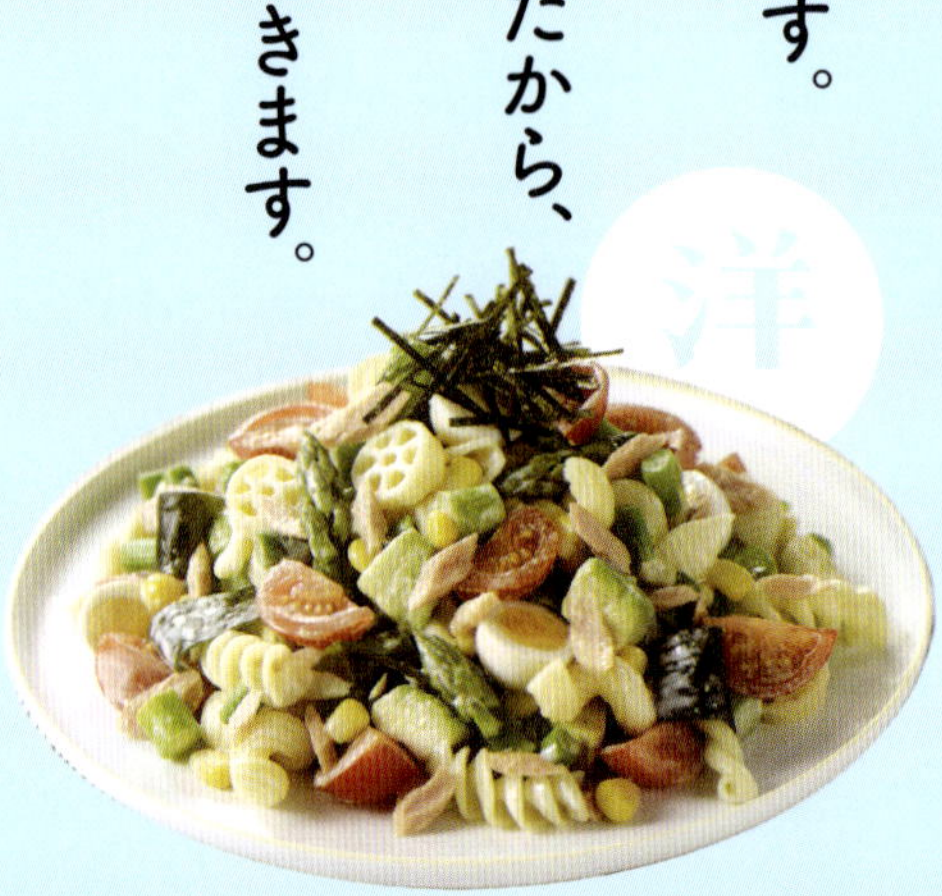

もっといえば、缶を開けるだけですぐに使えるツナ缶は、
後片付けも簡単で生ごみも出ません。
賞味期限が長いから
買い置きしておくこともできます。
そのまま**非常食にも**使えます。

健康効果の面で優秀なだけでなく、
利便性の面でも優れているのがツナ缶です。
本書では、そんなツナ缶の活用方法を紹介します。
こんなすごい食材を活用しない手はないと思いませんか？

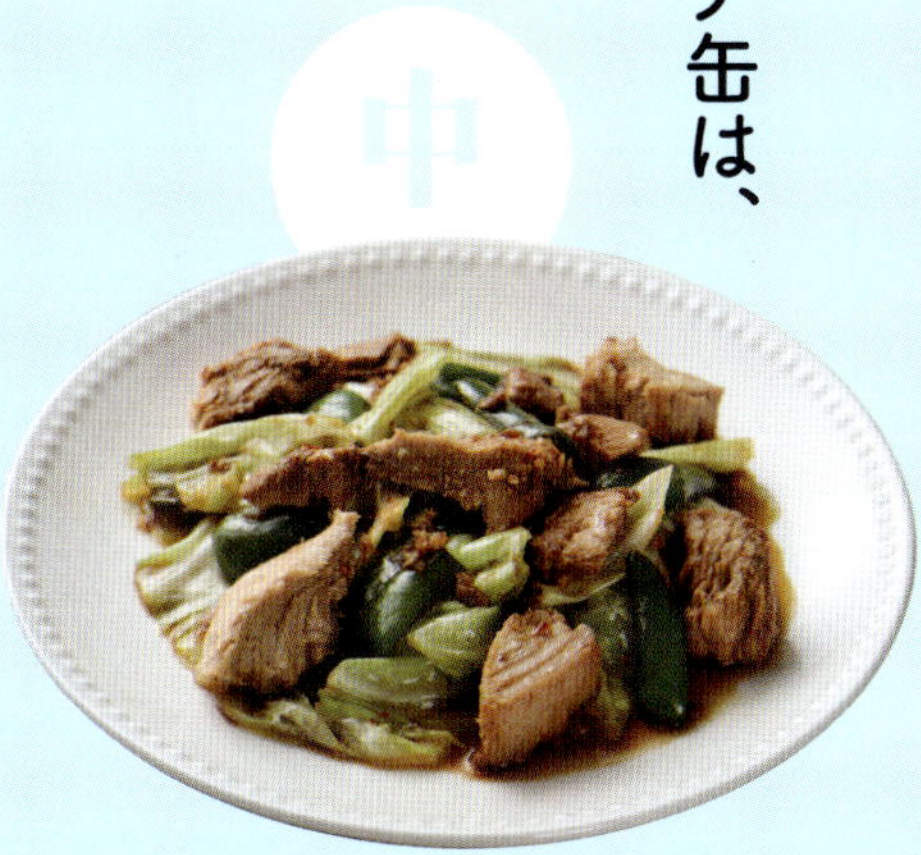

はじめまして、女子栄養大学名誉教授の田中明《たなかあきら》です。

私は内科医として、長年多くの患者さんの診療に携わってきました。
健康に長生きするために大切なこととしてよくいわれるのは、
食事と運動、そして生活習慣です。
私も、それぞれにエビデンスに基づいてアドバイスをしていますが、
もっとも重視しているのは食事です。

食事は毎日欠かせないことですし、
すぐに改めることができる習慣だからです。

健康のための食事は、
体に必要な栄養素をバランスよく摂るのが基本です。
どの健康書でもいわれていることですが、これがなかなか難しい。

というのは、健康に効果があるといわれる成分を、
1つの食材ですべて摂るのは不可能だからです。
そこでおすすめしたいのが、本書で紹介するツナ缶です。
冒頭で紹介したように、ツナ缶には、
DHA・EPA、たんぱく質、ビタミンD、ビタミンEなど、
健康効果を期待できる成分が複数含まれています。
しかも、ツナ缶は高価な食材ではなく、
誰にでも手に入る食材です。

加齢とともにリスクが高くなる
生活習慣病やがん、認知症などを遠ざけたいなら
健康成分たっぷりのツナ缶を毎日の食事に取り入れることです。
それが、本書で紹介する健康ツナ缶活用方法です。

第1章 もはや国民食！ツナ缶の驚くべき健康効果！

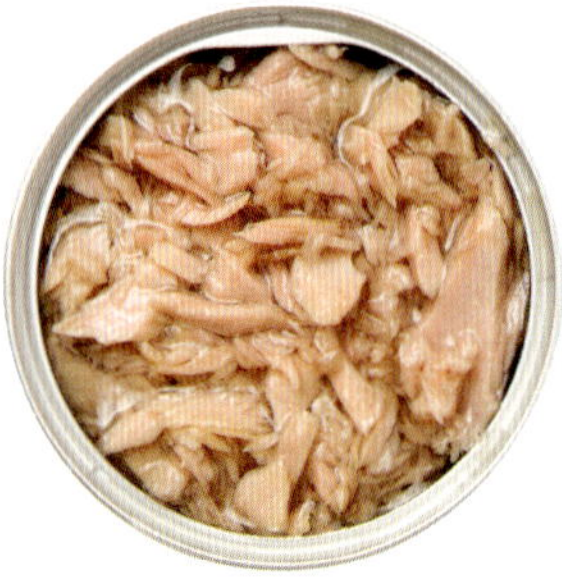

第2章

名医が教えるツナ缶の健康効果が倍増するコツ

第3章

名医が実践！最強のツナ缶レシピ32

第4章

だから ツナ缶はすごい！

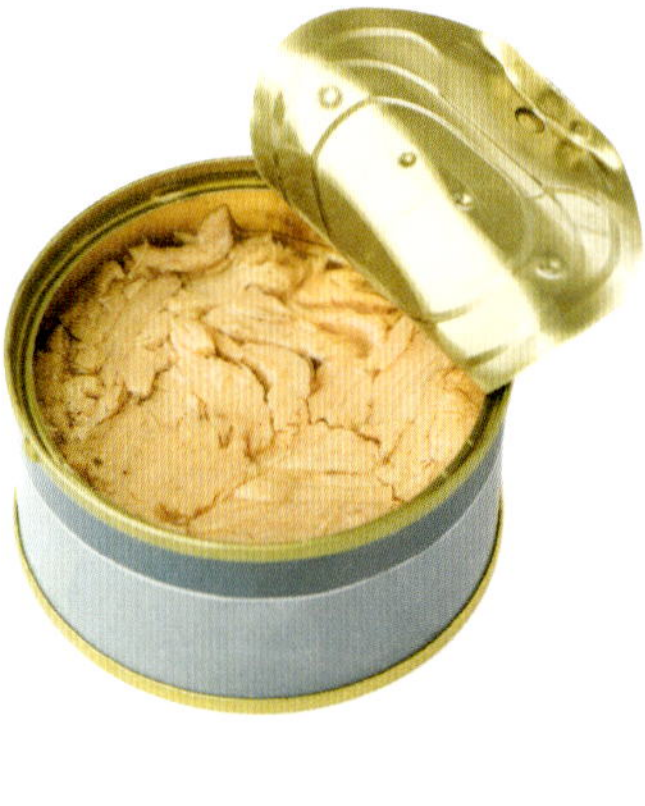

第1章

もはや国民食!
ツナ缶の
驚くべき健康効果!

Tuna

ツナ缶を開けると健康になる成分がたっぷり！

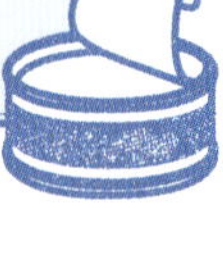

みなさんご存じのツナ缶は、サバ缶やサケ缶と並んで、もっとも身近な缶詰といっていいでしょう。おむすびにサンドイッチ、サラダなど手軽に料理に使え、しかも長期保存できることから、常備している家庭も多いと思います。

ツナ缶には、さまざまな種類があります。

ツナは、英語でマグロと訳されることが多いので、ツナ缶というとマグロの缶詰と思われる方も多いかもしれません。しかし、ツナはマグロだけではなく、カツオなども含んだ魚の総称のことで、ツナ缶の原料にはマグロ以外にカツオなどを使ったものもあります。世界的には、カツオを使ったツナ缶が主流ともいわれています。

日本で人気の**ツナ缶の具体的な原料は、主にビンナガマグロ、キハダマグロ、メバ**

チマグロ、カツオです。

ビンナガマグロは「ビンチョウマグロ」とも呼ばれるマグロの一種で、「ビントロ」は、お寿司でも人気のネタです。このビンナガマグロのツナ缶が、日本ではもっとも高級品とされ、値段もやや高めです。

ビンナガマグロは身が白っぽくなることから「ホワイトミート（ホワイトツナ）」と呼ばれ、脂分が少なく、淡白で缶詰向きの肉質をしています。

キハダマグロ、メバチマグロ、カツオを使ったツナ缶は「ライトミート（ライトツナ）」と呼ばれ、リーズナブルな価格で、身は黄色や赤みがかっています。

ツナ缶は、調理法によっても種類があります。

大きく分けると**「オイル漬け」「オイル入り水煮」「水煮（ノンオイル）」**の3種類。オイル漬けは、調味液のおよそ半分以上が油（一般的には大豆油）で、コクのある味わいが特徴です。

オイル入り水煮は、言葉通り、オイル漬けと水煮の中間で、調味液のおよそ半分以下が油で、そのほかに水や野菜スープなどが入っています。

水煮は、油の代わりに、水や野菜スープ、マグロやカツオのエキスなどを使用することで風味を損なわずにカロリーを抑える工夫がされており、あっさりとした味わいが特徴です。最近はよりヘルシーな食塩不使用タイプも人気のようです。

そんなツナ缶に共通しているのが、健康効果の高い栄養素がバランスよく含まれていることです。

たとえば、丈夫な血管を維持してくれる「DHA（ドコサヘキサエン酸）」や「EPA（エイコサペンタエン酸）」、さらに私たちの体をつくるたんぱく質が豊富に含まれています。

また、全身に酸素を運ぶヘモグロビンの構成成分となる鉄分、骨と歯の健康を保つビタミンD、赤血球をつくるビタミンB_{12}なども含まれています。オイル漬けなら、抗酸化物質であるビタミンEが含まれ、必須脂肪酸のリノール酸も摂れます。

第1章では、ツナ缶に含まれている栄養素の驚くべき健康効果を詳しく解説していくことにしましょう。

ツナ缶の主な原料と特徴

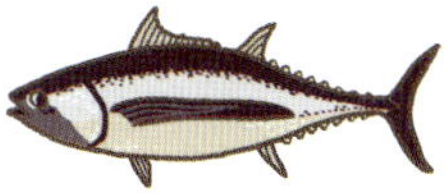

ビンナガマグロ

肉質はやわらかく、味は淡泊。ツナ缶の最高級の原料です。

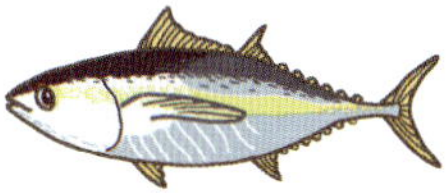

キハダマグロ

肉質はやわらかく、味はあっさり。日本のツナ缶の原料の主流です。

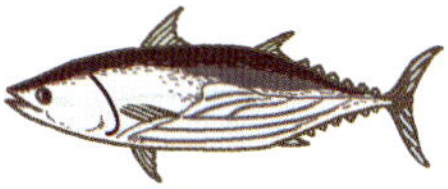

カツオ

赤い肉質はやわらかく、少し濃い風味。世界では広く使われています。

ツナ缶に含まれる主な栄養素

栄養素	健康効果
DHA・EPA	中性脂肪を減らし、HDL（善玉）コレステロールを増やすことで動脈硬化を予防する
	赤血球の変形能を亢進して、血液の循環をよくする
	脳の働きを活性化し、認知症を予防する
	免疫力を高めて、がんを予防する
たんぱく質	筋肉量を増やして、フレイル、サルコペニアを予防する
	GLP-1、コレシストキニンというホルモン分泌を促して太りにくい体をつくる
ビタミンD	カルシウムの吸収をサポートし、骨を強くする
ビタミンE	活性酸素を撃退し、老化をゆるやかにする
ビタミンB_2	脂質代謝を助け、細胞を元気にして老化を遅らせる
ビタミンB_{12}	赤血球を育てて、神経機能の劣化を抑える
鉄分（ヘム鉄）	鉄分不足を解消して貧血を予防する

Tuna

血管をきれいに掃除する善玉コレステロールが増える

健康で長生きしたいなら、きれいな血管を維持することがとても重要です。

厚生労働省のデータ（2023年）によると、日本人の死因は、1位「がん」、2位「心疾患《しっかん》」、3位「老衰」、4位「脳血管疾患」、5位「肺炎」となっています。

2位の心疾患と4位の脳血管疾患は、いずれも血管の破裂や詰まりに起因しています。心疾患と脳血管疾患は「血管病」といわれるもので、2つを足すと、1位のがんに匹敵する数字になります。

つまり、**日本人の5人に1人以上が血管の病気で亡くなっている**ということです。

血管は、体の他の部位と同じように加齢とともに衰えてきます。弾力性が失われ、不要な物質がたまりやすくなります。そのまま放っておくと、血液が流れる通路はどんどん狭くなり、いつ血管が詰まったり、破裂したりしてもおかしくない状態になり

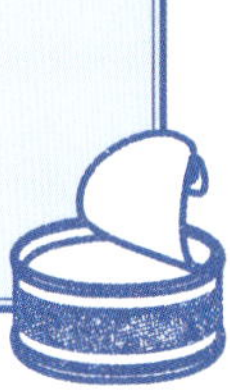

ます。

それが、**心疾患や脳血管疾患の引き金となる「動脈硬化」**です。

動脈硬化を進行させ、致命的な病気を引き起こす要因のひとつが、ドロドロになった血液といわれています。**血管の中をドロドロの血液が流れると血管の内側を傷つけ、さらに血管を狭くする**ことになるからです。このドロドロ状態を改善する働きがあるのが、ツナ缶に豊富に含まれているＤＨＡとＥＰＡです。

ＤＨＡとＥＰＡは体内でつくることができないオメガ3脂肪酸の一種で、ドロドロの原因となる**中性脂肪を減らし、血管をきれいに掃除するＨＤＬ（善玉）コレステロールを増やす**働きがあります。

血管内にたまっている余分なコレステロールは、血管壁や組織から回収され、善玉コレステロールとして肝臓に運ばれ、最終的には体外に排出されます。

つまり、ツナ缶を積極的に食べることは、**血液をいつもサラサラ状態に保つ**ことにつながるのです。

血管病で亡くなる人は21.3％！

- 悪性新生物…24.3%
- 心疾患…14.7%
- 老衰…12.1%
- 脳血管疾患…6.6%
- 肺炎…4.8%
- 誤嚥性肺炎…3.8%
- 不慮の事故…2.8%
- 新型コロナウイルス感染症… 2.4%
- 腎不全…1.9%
- アルツハイマー病…1.6%
- その他…25.0%

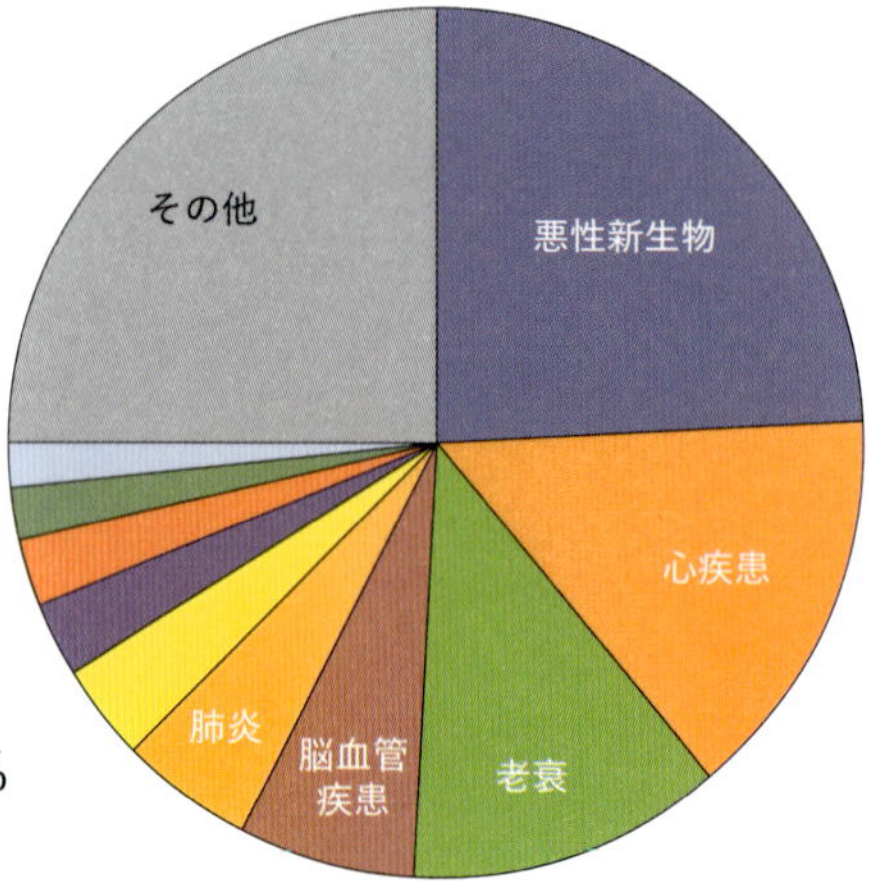

出典：厚生労働省「人口動態統計（確定数）」／2023年

動脈硬化が進んだ血管をドロドロの血液が流れると

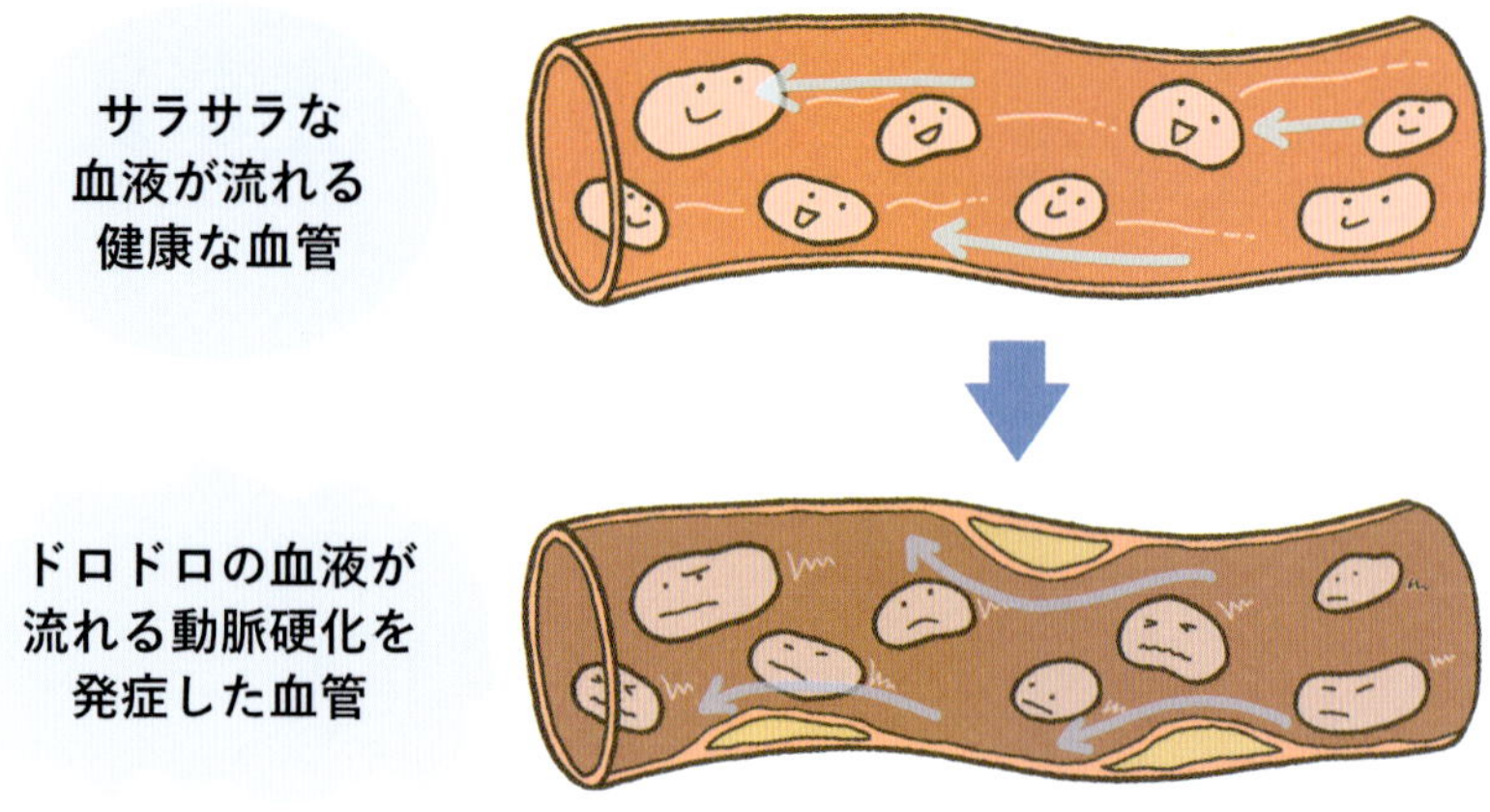

動脈硬化で狭くなった血管の中をドロドロの血液が流れると、血管の内側を傷つけてさらに狭くするだけでなく、詰まったり、破裂したりするリスクを高める。

血管の中を血液がスムーズに流れるようになる

ツナ缶に豊富なＤＨＡとＥＰＡには、赤血球の変形能を高める働きもあります。

変形能とは、中央がくぼんだ円盤状の形をしている赤血球が、状況に応じて変形する能力のことをいいます。どうしてこういう能力が必要なのかというと、そのままの形では細い毛細血管を通れないからです。


血管には動脈、静脈、毛細血管の3種類があり、心臓から出た動脈は枝分かれをして毛細血管へ、そして静脈へとつながっています。

動脈と静脈は太いバイパスのようなものですが、毛細血管は小径《こみち》のようなもので、その直径は4～5㎛（マイクロメートル）。直径約7～8㎛の赤血球では、通ることができない細い血管です。

つまり、赤血球の変形能が低下すると毛細血管の中を通れなくなり、体の隅々まで十分に酸素を届けられなくなるということです。さらに、毛細血管に入れない赤血球は太い血管内に滞ることになり、血液の濃度が上がってドロドロ化を進行させ、血流が悪くなります。

血管というと大きな血管である動脈と静脈に注目しがちですが、体の機能を正常に維持するには毛細血管の役割は重要です。

毛細血管の血流が悪くなると、酸素や栄養素をあらゆる細胞に届けられなくなるだけでなく、ホルモンや免疫細胞も必要な場所に届けられなくなります。さらに、細胞から発生する老廃物の回収もスムーズに行われなくなります。

また、毛細血管の働きが悪くなると、毛細血管の拡張と収縮で行っている体温調節もうまくできなくなります。

赤血球の変形能は、健康のために低下させてはいけない能力のひとつなのです。

そのためにも、ＤＨＡとＥＰＡは積極的に摂りたい栄養素です。とくにＥＰＡは、その効果が高いとされ、血栓症（血管の中に血のかたまりができて血管が詰まる病気）の予防にも役立つといわれています。

赤血球は形を変えて毛細血管に入っていく！

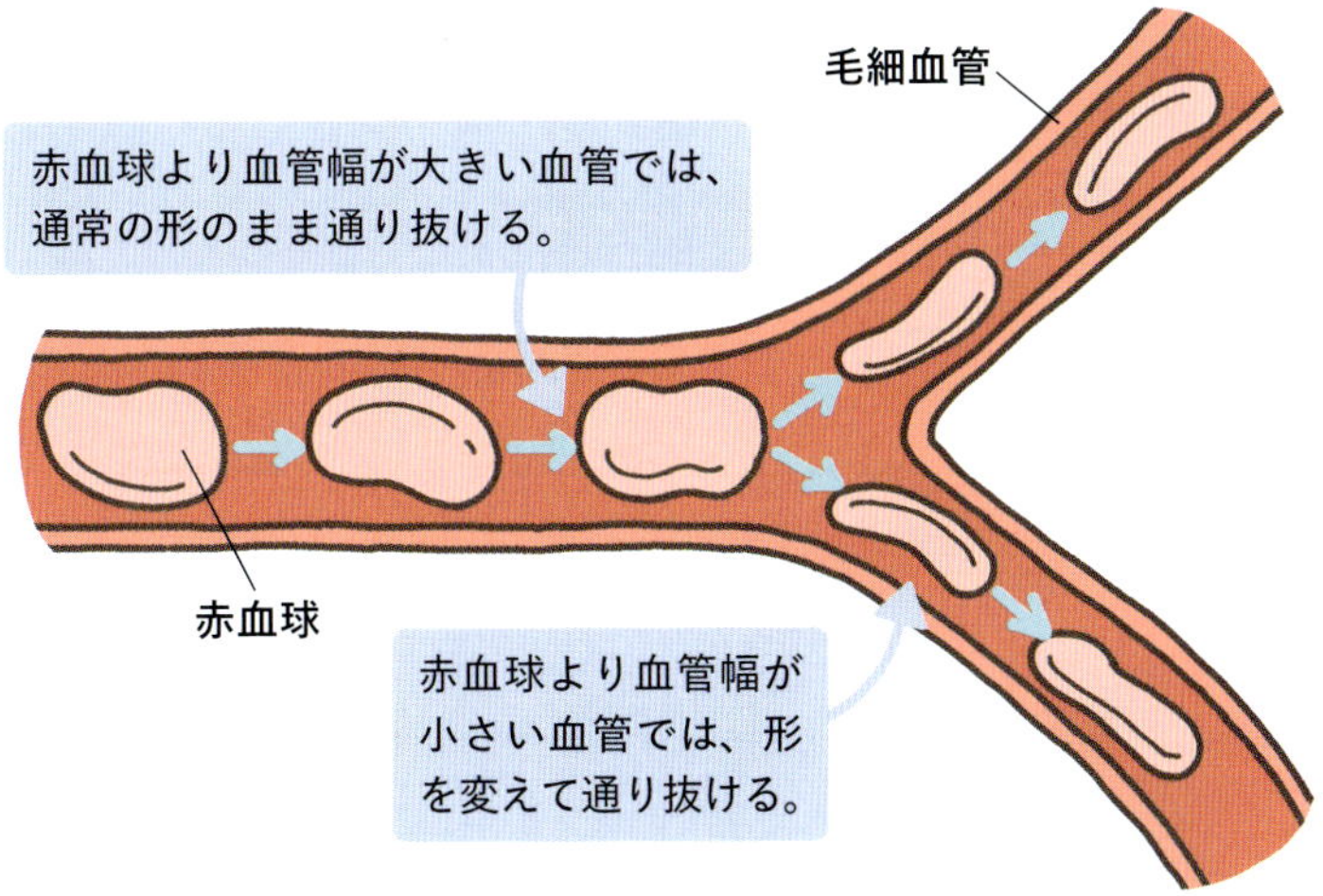
毛細血管
赤血球より血管幅が大きい血管では、通常の形のまま通り抜ける。
赤血球
赤血球より血管幅が小さい血管では、形を変えて通り抜ける。

毛細血管の役割は体の隅々まで酸素や栄養などを届けること

	動脈	毛細血管
血管の直径	大きい	小さい
血流	速い	遅い
血圧	高い	低い
脈流（ドクンドクンというリズム）	ある	ない
血管の壁の厚さ	厚い	薄い
血管の壁の構造	外膜、中膜、内膜の3層構造	内膜のみの1層構造
機能	遠方への血液の運搬	組織との物質交換
役割	・酸素や栄養を運ぶ	・酸素と栄養を細胞に届ける
	・血液の流れを調整する	・老廃物や二酸化炭素を回収する
	・体温を調節する	・体温を調節する
		・ホルモンや免疫物質を運ぶ

Tuna

脳の働きが活性化して認知機能が改善する

ＤＨＡは、認知症予防にも効果があるといわれています。

高齢化とともに認知症患者数が増加している日本では、誰でも発症する可能性がある、とても身近な病気として認識されています。

厚生労働省によると、２０２４年５月時点で、65歳以上の高齢者の認知症の有病率は12・３％、ＭＣＩ（軽度認知障害）の有病率は15・５％といいます。また、厚生労働省の推計によると、65歳以上の高齢者層がピークとなる**２０４０年には、高齢者の約15％、約７人に１人が認知症になる**とされています。

そこで注目されているのが、**脳の構造や機能に重要な役割を果たす成分として知られている、オメガ３脂肪酸の一種であるＤＨＡ**です。

ＤＨＡは、脳細胞膜の主要な構成成分であり、神経細胞間のシグナル伝達をスムーズにする働きがあります。とくに記憶や学習を司る部位である海馬《かいば》に多く含まれていて、ＤＨＡを摂ると脳が活性化するといわれています。

日本の認知症の約７割といわれるアルツハイマー型認知症の進行には、脳の炎症が関与することが広く知られていますが、ＤＨＡには、抗炎症作用があるため、その進行を抑える可能性があることも示唆されています。

つまり**ＤＨＡには、脳の機能を活性化するとともに、脳の神経の損傷を防ぎ、かつ神経の再生を促進する可能性がある**のです。

ただし、進行後の治療効果については、現在も議論が続いています。

また、ＤＨＡほど解明されているわけではありませんが、ＥＰＡも、脳神経細胞膜の機能を高めることで脳に情報を伝えるアドレナリンやドーパミンなどの成分をスムーズに受け取れるようになり、アルツハイマー型認知症の予防に効果があるのではないかと期待されています。

さらに、ＤＨＡとＥＰＡを一緒に摂ることによる相乗効果の可能性についても研究が進んでいます。

軽度認知障害を含めると、65歳以上の約3人に1人が認知症！

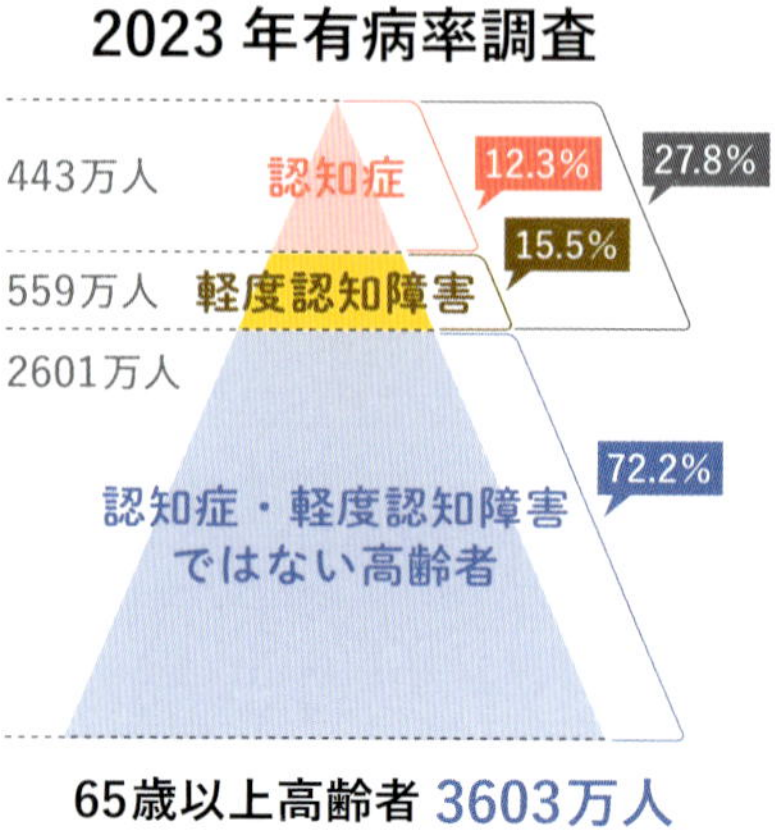

出典：令和 5 年度 老人保健事業推進費等補助金「認知症及び軽度認知障害の有病率調査並びに将来推計に関する研究」（研究代表者 九州大学 二宮利治）

DHAを摂るほど認知症のリスクは下がる

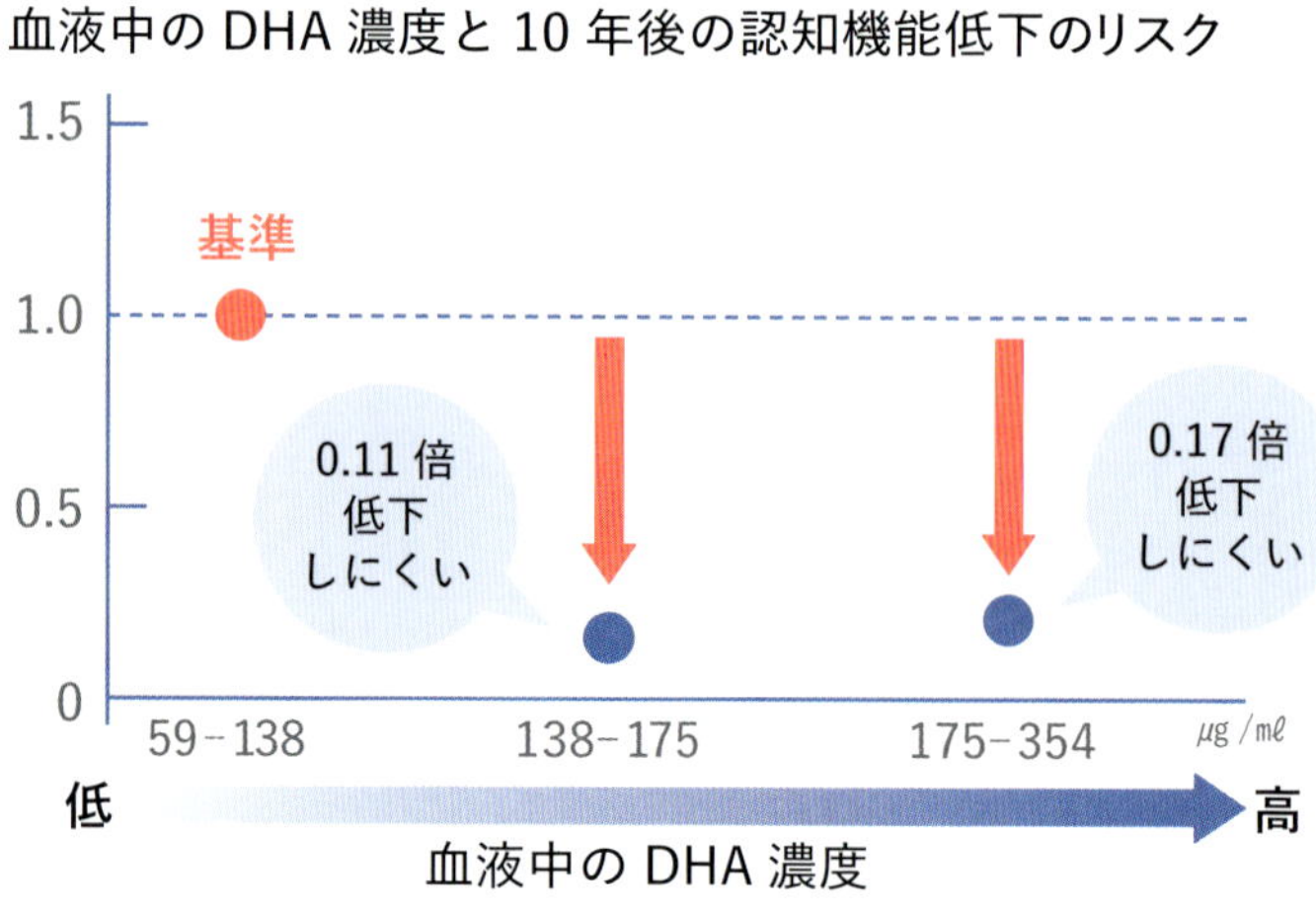

出典：国立研究開発法人　国立長寿医療研究センター

Tuna

免疫力が強化されて、がんのリスクを遠ざける

ＤＨＡとＥＰＡの健康効果はまだあります。

私たちの体の中では、１日に数千個のがん細胞が自然発生しているといわれています。その一方で、私たちの体には、がん細胞を退治するシステムも備わっています。それが、体に侵入してきた病原体やがん細胞などの異物を排除することで、体を正常な状態に保つ「免疫」というシステムです。

この**免疫システムが正常に働く状態なら、がん細胞は撃退され、がんの発症を抑えてくれます。**逆に、機能が低下すると、がん細胞は排除されずに増殖し続け、がんの発症リスクを高めることになります。

この免疫システムを強化する方法はいろいろありますが、代表的なものをあげると次の３つです。

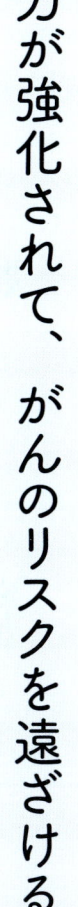

①免疫細胞の戦闘能力を高めるために体温を正常範囲（36～37度）の高めで維持する
②免疫細胞を活性化させるために適度な運動を習慣にする
③免疫細胞を増やすためにリンパ球数を上げる

DHAとEPAが関与するのはリンパ球です。

リンパ球とは、免疫システムの主力である白血球内に存在する免疫細胞の一種で、病原体やがん細胞から体を守る働きを持っています。がん細胞を攻撃することで知られている「キラーT細胞」も、このリンパ球に分類されます。

このリンパ球を増やす効果がある栄養素といわれるのが、たんぱく質、ミネラル、そしてDHAとEPAなど。つまりツナ缶は、これらの栄養素をバランスよく摂れる食材でもあるのです。

これらの栄養素にプラスして、抗炎症物質のビタミンやファイトケミカル（植物に含まれる化学物質）などをあわせて摂ると、リンパ球を減らす原因となる炎症を抑えることができます。

リンパ球が増えるとがん細胞の増殖を抑えられる

リンパ球の種類と役割

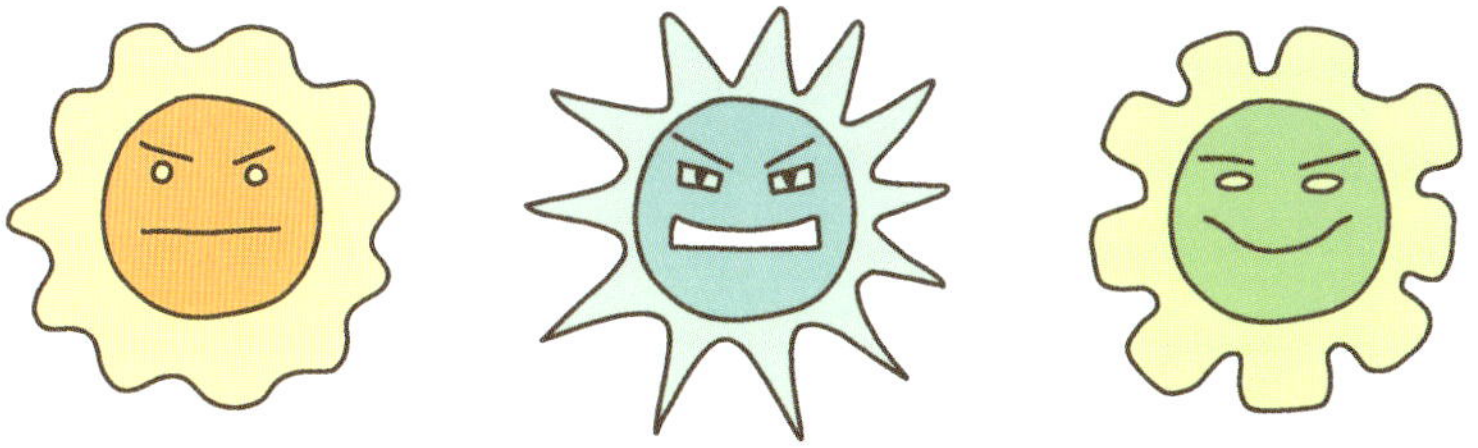

T細胞
細菌やウイルス、異常細胞から体を守るリンパ球チームの司令塔の役割がある「ヘルパーT細胞」と、その指令を受けて敵と戦う「キラーT細胞」がある。

B細胞
ヘルパーT細胞からの指令を受けて、体を攻撃してくる異物を特定し、抗体をつくって体を守る。

NK細胞
ヘルパーT細胞から指令を受けなくても独自にがん細胞や感染した細胞を発見し、攻撃する。

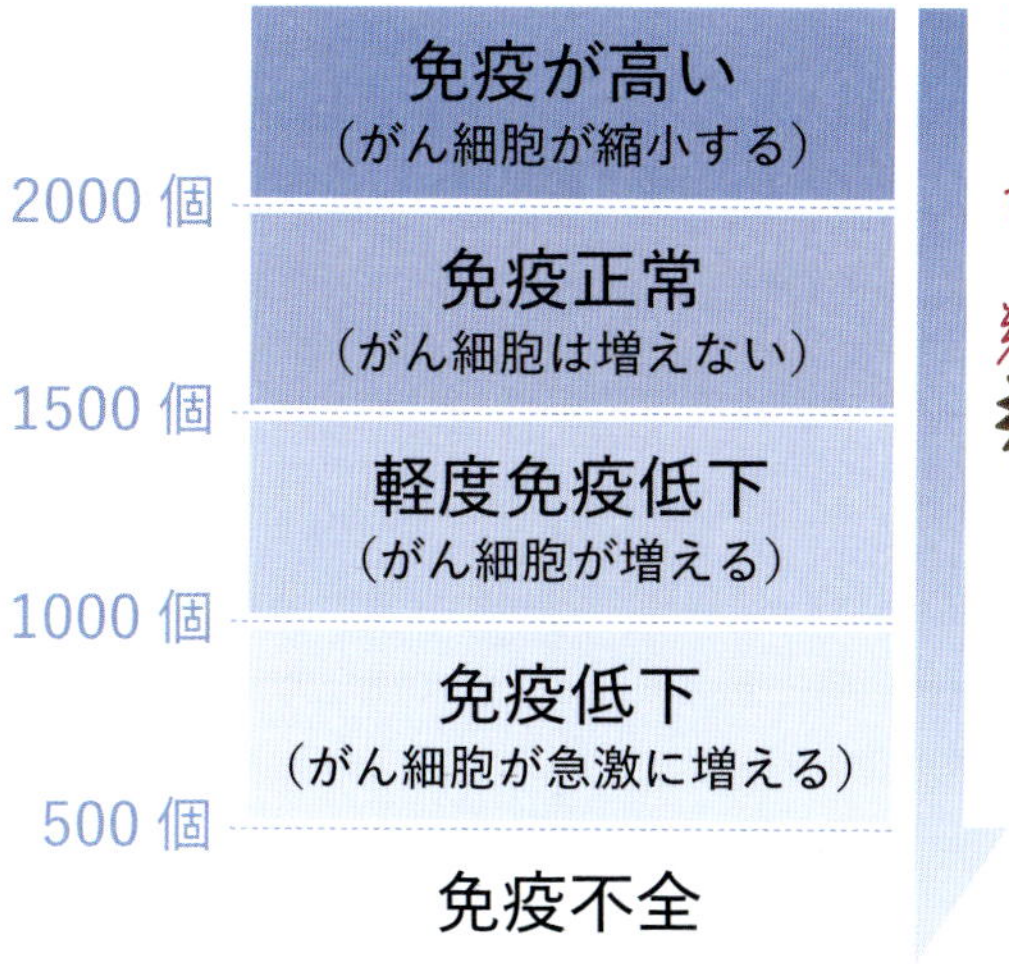

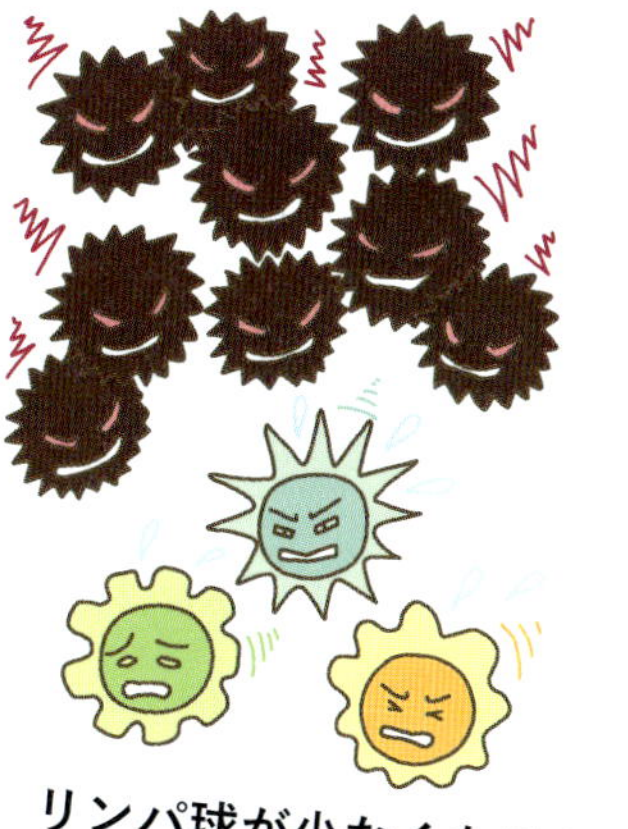

リンパ球が少なくなると、がん細胞の増殖を抑えられなくなる

Tuna

筋肉量の減少を防いで寝たきりリスクを軽減する

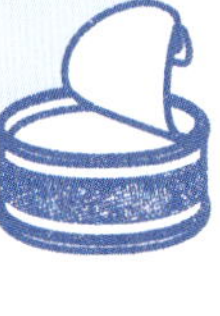

ツナ缶に含まれる栄養素で次に注目するのは、たんぱく質です。

みなさんは、「フレイル」や「サルコペニア」という言葉を耳にしたことはありますか？

フレイルとは、加齢によって筋力や活力が低下した虚弱状態のことをいいます。身体能力の低下だけではなく、精神的、社会生活面にも衰えがみられるのが特徴で、健康な状態から要介護状態へ進む、ちょうど中間の段階と位置付けられています。

一方、**サルコペニアとは、筋肉量の減少や筋力の低下、身体能力の低下が起きている状態**のことをいいます。

どちらも高齢者の健康に関する概念ですが、「サルコペニアが進行すると筋力低下により日常活動が困難になり、フレイルが加速する」、「フレイルによる活動量の減少は筋肉のさらなる減少を引き起こし、サルコペニアを悪化させる」という相互に作用する関係性にあります。

現在、日本では、国を挙げて健康寿命を延ばすための取り組みが行われていますが、なかでも、フレイルとサルコペニアへの対策が重要視されています。具体的には、筋力を減少させないために、筋肉をつくる栄養素である、たんぱく質を積極的に摂取することが推奨されています。

しかしながら、**日本人はたんぱく質の摂取量が足りていない**のが現状です。

厚生労働省の「日本人の食事摂取基準（２０２０年版）」によると、健康維持・増進に必要な１日当たりのたんぱく質の摂取量は、65～74歳の男性なら90～１２０g、同じく65～74歳の女性なら69～93gとされています。

しかし、日本人の摂取量は、戦後から増加を続けていたものの、21世紀に入り急激に減少し、厚生労働省の「国民健康・栄養調査」によると、**現在では戦後間もない１９５０年代と同水準に**まで落ち込んでしまっています。

要因としては、「食事量の減少」「栄養バランスの偏り」「ダイエットやメタボ対策で摂取カロリーを減らしたこと」などがあげられます。

糖質、脂質と並ぶ三大栄養素であるたんぱく質は、人間の筋肉や臓器、髪、爪、ホルモン、免疫物質などをつくる材料であり、エネルギー源で、まさに生命活動には欠かせない栄養素です。

不足すると、「筋肉が減少する」「太りやすくなる」「肌や髪のトラブル」「疲れやすくなる」「免疫力が低下する」など、全身にさまざまな症状が現れます。フレイルやサルコペニアを進行させることは言うまでもありません。

健康な人でも、**たんぱく質は「摂り過ぎかな」と感じる程度がちょうどいい**といわれています。

とりわけ、朝ごはんではしっかりたんぱく質を摂ることです。というのは、睡眠時は長時間たんぱく質の供給が絶たれている状態になるからです。

また、たんぱく質は消化・吸収できる量に限りがあり、**「食べ貯める」ことができないため、朝、昼、夜と三食でバランスよく摂る**ことを意識する必要もあります。

それが、筋肉量の減少を防ぎ、寝たきりのリスクを低下させることにつながっていくのです。

現代人のたんぱく質摂取量は戦後と同レベル！

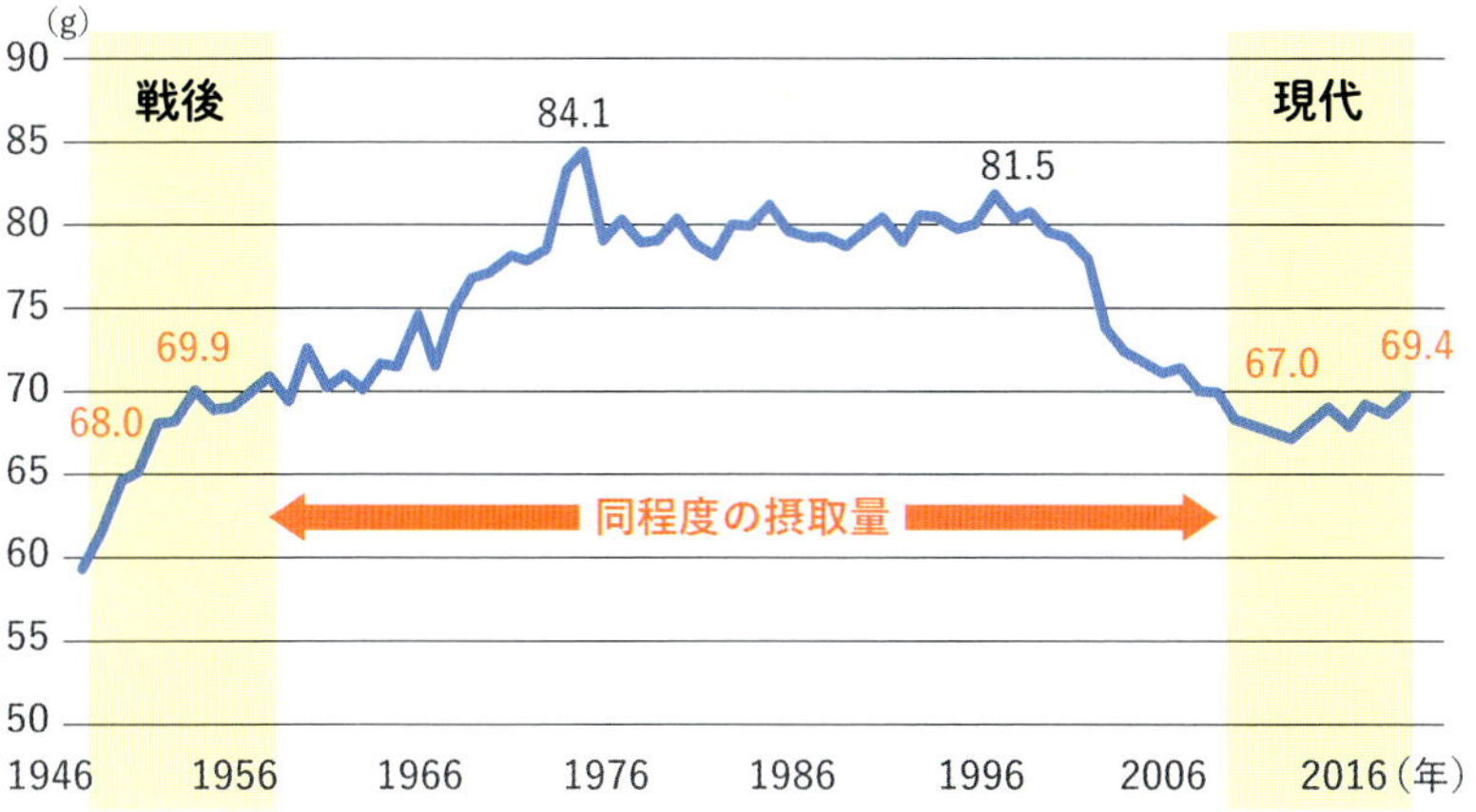

出典：「国民健康・栄養調査」厚生労働省（※1946～1948年は都市部の数値を使用）

フレイルになると寝たきりリスクから抜け出せなくなる！

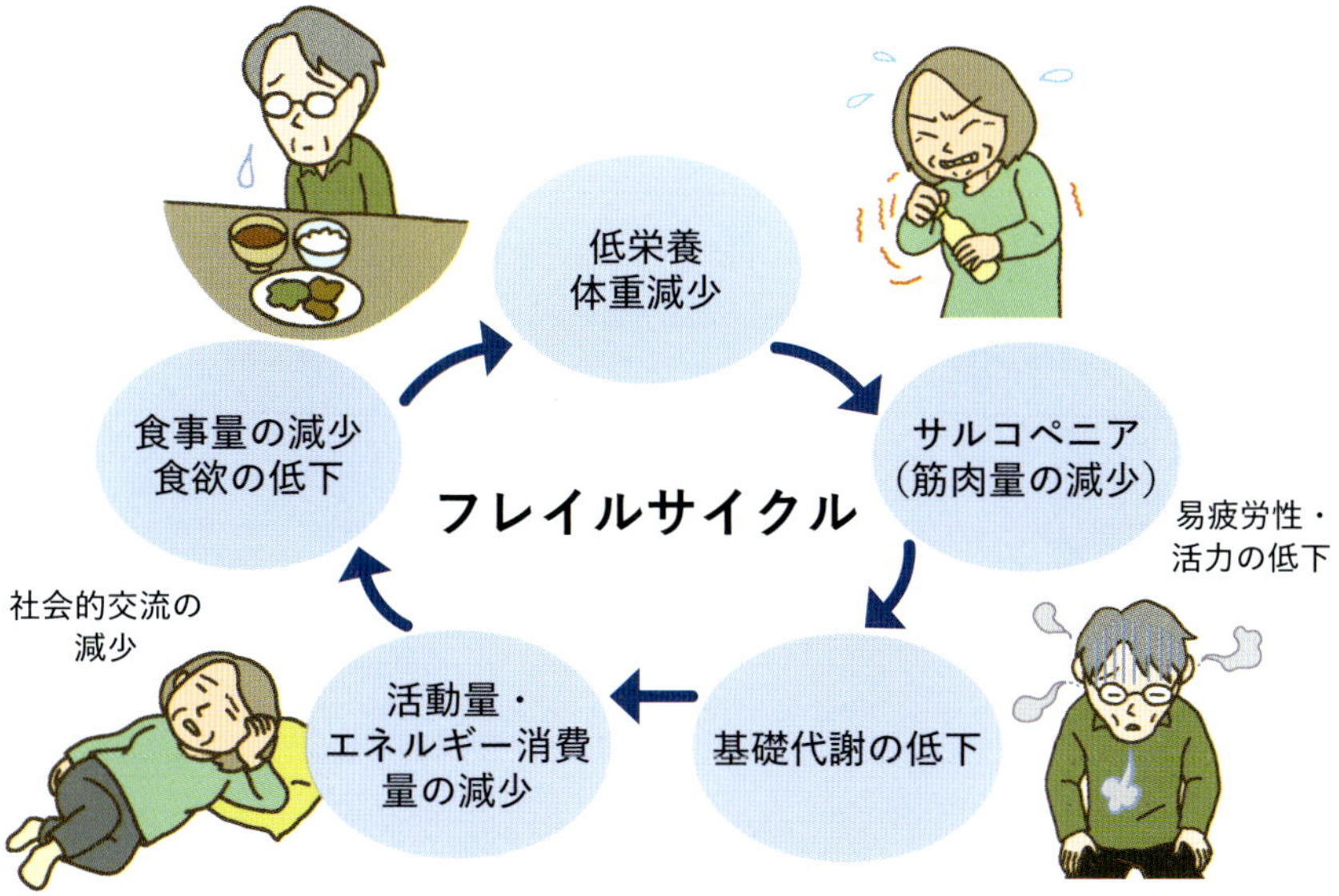

Tuna

2つのホルモンで太りにくい体をつくる

太りにくい体をつくるためにも、たんぱく質は大切です。

さまざまな病気の始まりといわれる「肥満」。みなさんの中にも、お腹まわりが気になっている人がいるのではないでしょうか。どうしたら、余分な脂肪を減らすことができるのでしょうか。

最近注目されているのが、**「GLP－1（グルカゴン様ペプチド－1）」「コレシストキニン」**という2つのホルモンです。

1つずつ解説すると、まずGLP－1は、小腸で分泌《ぶんぴつ》されるホルモンです。解明されていない点がまだ多く残されてはいますが、GLP－1が分泌されるとすい臓に働きかけてインスリンの分泌を促進し、エネルギーを貯め込みやすくなることがわかってきました。

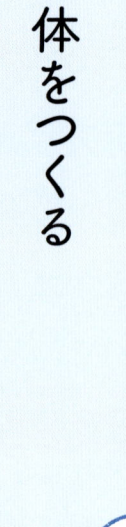

インスリンとは、血糖（血液中に含まれるブドウ糖）を細胞に取り込むときに働くホルモンです。インスリンは、細胞内にエネルギー源であるブドウ糖を引き込み、血糖値を下げます。

さらにGLP－1には、胃腸や脳に働きかけて満腹感を得たり、食欲を抑制したりする効果もあるといわれています。最近話題になった**「やせる薬」**は、**このGLP－1の受容体に作用して食欲を抑える薬**です。

コレシストキニンも、小腸から分泌されるホルモンです。

コレシストキニンが分泌されると小腸が食べ物をゆっくり処理するようになるため、腹持ちがよくなります。また、**コレシストキニンは脳に作用して満腹を感じさせ、食欲を抑える**働きがあります。

そのため、コレシストキニンは、「満腹ホルモン」と呼ばれることもあります。

GLP－1も、コレシストキニンも、たんぱく質を摂ると分泌が促進されるといわれています。

GLP-1、コレシストキニンが太りにくい体をつくるしくみ

体内でGLP-1、コレシストキニンが増えると……

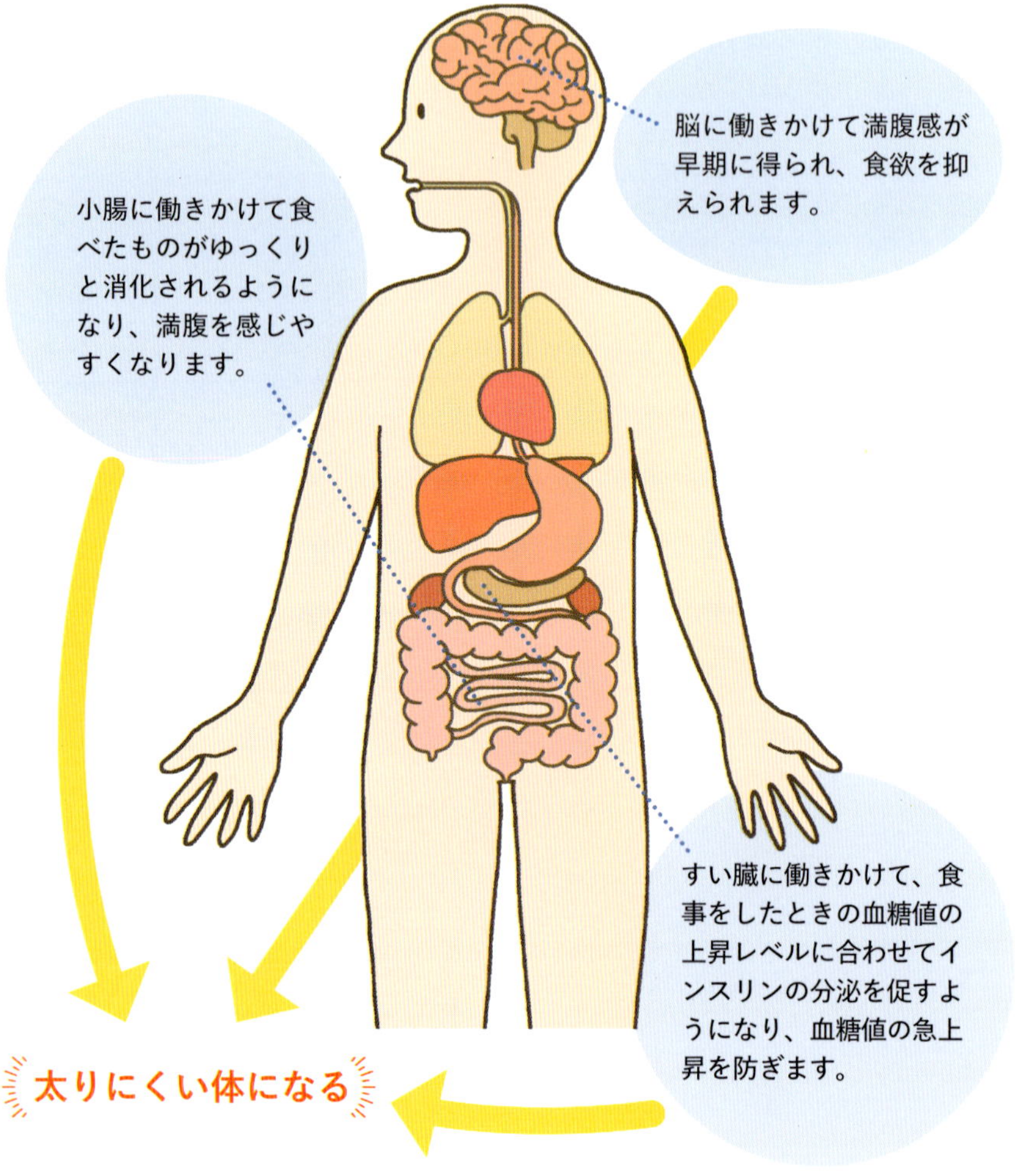
脳に働きかけて満腹感が早期に得られ、食欲を抑えられます。
小腸に働きかけて食べたものがゆっくりと消化されるようになり、満腹を感じやすくなります。
すい臓に働きかけて、食事をしたときの血糖値の上昇レベルに合わせてインスリンの分泌を促すようになり、血糖値の急上昇を防ぎます。
太りにくい体になる

Tuna

カルシウムの吸収をよくして骨を強くする

ツナ缶に含まれるビタミンDも、健康維持には欠かせない栄養素です。

健康で長生きするには、骨の健康維持も欠かせません。**骨がもろくなると骨折しやすくなり、寝たきりリスクが高くなる**からです。転倒による骨折は、要介護になる原因の第3位でもあります。

それでは、骨を強くするには？ すぐに思い浮かぶのはカルシウムを摂ることでしょう。

たしかに、骨をつくる材料となるカルシウムは、とても重要な栄養素です。しかも、カルシウムは筋肉の収縮や神経伝達、血圧の調整にも関与しているため、高齢者は積極的に摂りたいところです。

ただし、知っておいてほしいのは、**カルシウムは体内に吸収されにくい栄養素**だということです。

カルシウムを豊富に含む代表的な食材である牛乳や乳製品でも40～50％程度、小魚や野菜、海藻からは20～30％程度といわれています。また、加齢によっても、カルシウムの吸収率は衰えます。

そこで活躍するのが、ビタミンD。

ビタミンDには、腸管からのカルシウムの吸収を促進し、血液に入ったカルシウムを骨まで運ぶ働きがあります。カルシウムを摂るときは、ツナ缶もあわせて食べたほうがいいということです。

さらに、ビタミンDには、免疫細胞を活性化して免疫システムを強化したり、筋肉細胞の機能をサポートして筋力低下を予防したり、血圧を調整したりする働きもあります。

ちなみにビタミンDは、日光（紫外線）を浴びることでも活性化します。また、軽い運動も骨を強くするといわれていますから、ツナ缶を食べるだけでなく、ウォーキング程度の軽度な運動を日常生活に取り入れるのもいいでしょう。

Tuna

活性酸素を撃退してサビない体をつくる

ツナ缶に含まれるビタミンEも、見逃せない栄養素です。**ビタミンEは、私たちの体を活性酸素から守り、老化現象をゆるやかにする抗酸化物質**の代表的な成分のひとつです。

活性酸素は、体内で酸素をエネルギーとして利用するときに生じる物質で、細菌やウイルスから私たちの体を守ってくれたり、細胞間の情報交換を助けたりする役割があります。

しかし、必要以上に生じると、一転、細胞を傷つける悪者になります。活性酸素によって細胞が傷つけられることは「体がサビる」とも表現され、細胞の老化、しわやシミ、動脈硬化や心筋梗塞《こうそく》、脳卒中などの生活習慣病やがんなどの原因になります。

この**活性酸素の攻撃を抑える作用が「抗酸化」**。もともと体内にあるシステムですが、残念ながら、加齢とともに機能が低下します。そのため処理できなかった活性酸素が体内で暴れるようになり、どんどん老化が進んでいくのです。

食い止めるには、抗酸化作用のある物質を摂ることです。

代表的な抗酸化物質が、ツナ缶に含まれるビタミンEです。

オイル漬けに多く含まれているビタミンEは、抗酸化作用が強く、細胞膜のリン脂質の酸化を防ぎ、リン脂質が酸化してできる過酸化脂質の発生を抑えてくれます。また体内に侵入する細菌やウイルスを撃退するともいわれています。

ビタミンE以外では、緑黄色野菜やレバー、乳製品に多く含まれる**ビタミンA**、野菜、果物、芋類に多く含まれる**ビタミンC**、野菜や果物、ナッツ、豆類、緑茶、コーヒーなどに多く含まれる**ポリフェノール**、黄色野菜や果実類、海藻類、甲殻類に多く含まれる**カロテノイド**などがあげられます。

さまざまな食材に含まれる抗酸化物質ですが、まずはツナ缶でしっかり摂るようにしましょう。

老化現象から体を守る抗酸化作用とは?

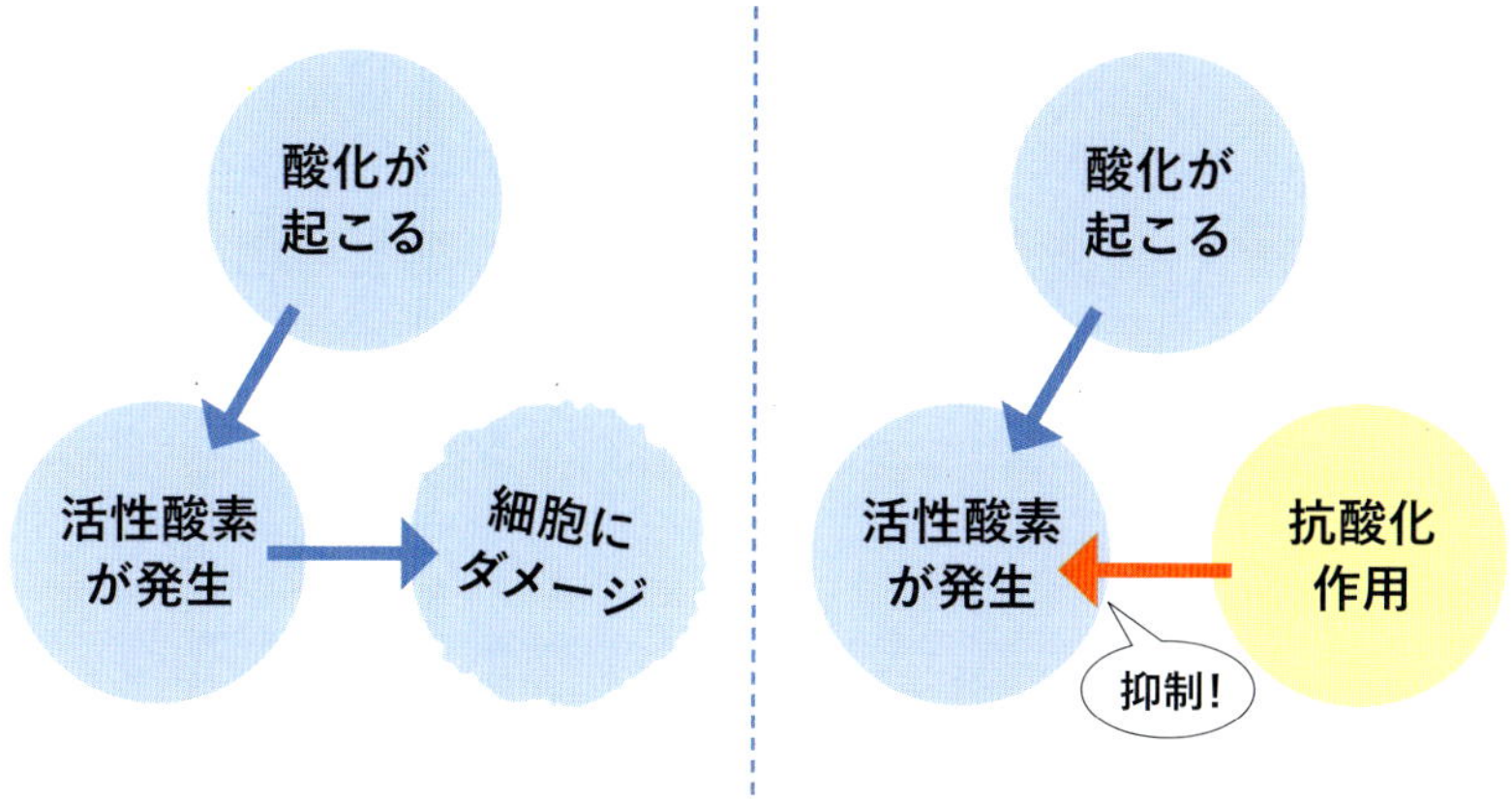

抗酸化物質を多く含む主な食品

	抗酸化物質	含まれる主な食材
ビタミン	ビタミンC	ブロッコリー、赤・黄ピーマン、キウイフルーツ、いちご
	ビタミンE	かぼちゃ、ごま、ナッツ類、アボカド
ポリフェノール	アントシアニン	赤ワイン、ブルーベリー、なす、いちご、ぶどう
	イソフラボン	大豆
	ケルセチン	玉ねぎ、ブロッコリー、ココア
	カテキン・タンニン	緑茶、渋柿、栗皮
	セサミン	ごま
カロテノイド	β-カロテン	にんじん、かぼちゃ
	リコピン	トマト、スイカ
	アスタキサンチン	サケ、カニ、えび
	ルテイン	ほうれん草、ブロッコリー
	ゼアキサンチン	ほうれん草、パパイヤ

Tuna

細胞を元気にして老化を遅らせる

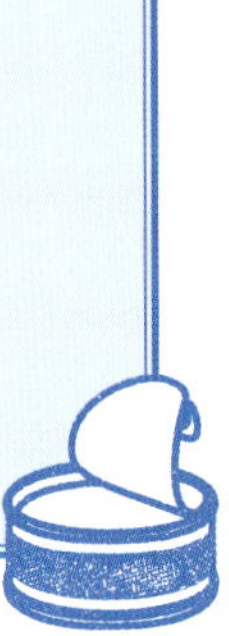

老化をゆるやかにする成分としては、ツナ缶に含まれているビタミンB_2も注目したい栄養素です。

ビタミンB_2は水溶性のビタミンで、エネルギー代謝や細胞の成長に関わる大切な栄養素です。成長促進に欠かせないため「発育ビタミン」とも呼ばれ、成長期の子どもがビタミンB_2不足になると、成長障害を起こすといわれています。

また、動脈硬化や老化の原因となる「過酸化脂質」の生成を抑える効果があり、高血圧、脳卒中、心筋梗塞《こうそく》などの生活習慣病を予防するともいわれています。

このほか、健康な髪の毛、爪、肌をつくり出し、粘膜を保護する働きがあり、目、舌、唇などの粘膜の健康を守ります。

ビタミンB2を摂るときに気をつけることは、**ビタミンB2は体内に貯えておけない水溶性ビタミン**だということです。過剰に摂っても体内には貯蔵されず、尿として排出されてしまうため、毎日きちんと補う必要があります。

その点、手軽にビタミンB2が摂れるツナ缶は、最適な食材かもしれません。

神戸大学バイオシグナル総合研究センターの研究（長野太輝《ながのたいき》助手、鎌田真司《かまだしんじ》教授らの研究グループ）によると、老化ストレスを受けた細胞にビタミンB2を添加すると、ミトコンドリアのエネルギー産生機能が増強され、老化状態に至るのを防止する効果があることが明らかになりました。

老化した細胞が体内に蓄積すると、加齢性疾患《しっかん》や全身の老化の原因となることから、今後、ビタミンB2を利用した医薬品や栄養補助食品により、細胞の老化を抑制することで加齢性疾患の予防・改善や健康寿命の延伸につながる可能性があることが示唆されています。

ビタミンB2は、高齢者にとって健康維持に欠かせない栄養素であり、老化をゆるやかにする可能性があります。

Tuna

赤血球を育てて神経系の機能を維持する

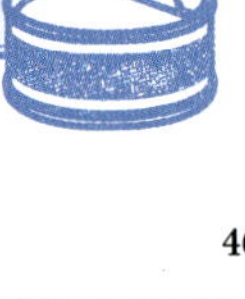

ツナ缶に含まれるＤＨＡとＥＰＡが赤血球の変形能を高めることを紹介しましたが、ツナ缶に含まれるビタミンB_{12}には、その赤血球を育てる働きがあります。

水溶性のビタミンB_{12}は、ツナ缶のほかにも肉、魚、卵、牛乳、レバーなどにも含まれていて、成長の促進、神経系の機能、および血液の産生を支援しています。**赤血球の生成に必要不可欠なビタミンとされていることから、「赤いビタミン」**とも呼ばれています。

ビタミンB_{12}は高齢者ほど不足するといわれていて、不足すると、手足のしびれ、こわばり、関節や運動感覚の低下、忘れ物、立位時の低血圧、貧血などの症状が現れます。

そして長い期間、このビタミンB_{12}の欠乏状態を放置すると、より重篤な症状が現れ、若い人よりも回復が遅くなるといわれています。

なお、**ビタミンB12の欠乏による貧血は「巨赤芽球性貧血《きょせきがきゅうせいひんけつ》」とも呼ばれ、赤血球が大きくなるのが特徴で、貧血が発生しなくても神経の損傷（神経障害）を引き起こす**ことがあります。

高齢者にビタミンB12不足が生じやすいのは、加齢によって胃内因子の分泌《ぶんぴつ》量が減ってうまくビタミンB12を吸収できなくなったり、そもそも右ページに紹介したようなビタミンB12を含む食材を食べる量が減ったりすることが原因と考えられています。

なぜ、**高齢者にビタミンB12が大切なのかというと、貧血以上に、神経系の異常をきたす可能性が高いから**です。ビタミンB12は神経細胞などの細胞膜の合成に関わっているため、不足すると記憶などの情報伝達に問題が起こり、認知症の症状が生じる可能性があるのです。

血液検査で診断が可能なので、健康診断では、ぜひ確認してみてください。

Tuna

貧血を回避して、体中に酸素を十分に運ぶ

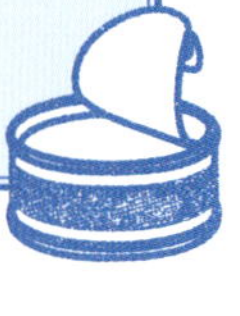

日本人の不足しやすい栄養素のひとつが、鉄分です。

1日に必要な摂取量を摂れていない日本人はとても多く、とくに胃や腸の機能が低下して鉄の吸収が悪くなる高齢者は鉄分不足が顕著です。

この鉄分をしっかり摂れるのもツナ缶の魅力です。

みなさんは鉄に種類があるのをご存じでしょうか?

食品に含まれる鉄には、赤身の肉やレバー、カツオやマグロなどの赤身の魚、赤貝などに含まれている**「ヘム鉄」**と、小松菜やほうれん草などの野菜や、レンズ豆、小豆、大豆、枝豆などの豆類、ひじきや青のりなどの海藻類に多く含まれている**「非ヘム鉄」**の2種類があります。

この2つの鉄分の大きな違いは、吸収率と消化管への影響です。

ヘム鉄は吸収率10～30％と高いのが特徴で、消化管への影響も少なく、逆に、非ヘム鉄の吸収率は5％以下と低く、むかつきなどの胃腸障害を起こしやすい鉄分です。ただし、ビタミンCを一緒に摂るなどの工夫をすれば、吸収率を上げることはできます。

ツナ缶に含まれている鉄分は吸収率の高いヘム鉄です。

ヘム鉄は、肉類、魚介類、牛乳や乳製品などの動物性たんぱく質と一緒に摂ると、さらに鉄の吸収率が高まるとされています。

つまり、動物性たんぱく質のツナ缶は、貧血の予防・改善にうってつけの食材なのです。

鉄分不足による貧血はよく知られていることですが、高齢者では消化器官の機能の低下が原因で起こることも多く、高齢者の貧血でもっとも多いとされています。

対策としては、ゆっくりよく噛《か》んで食べることです。

リラックスした気分でよく噛むことで胃酸が十分に分泌《ぶんぴつ》され、より鉄分の吸収がよくなります。

現代人は鉄分摂取量が年々減少してきている

～20歳以上の鉄分摂取量平均値～

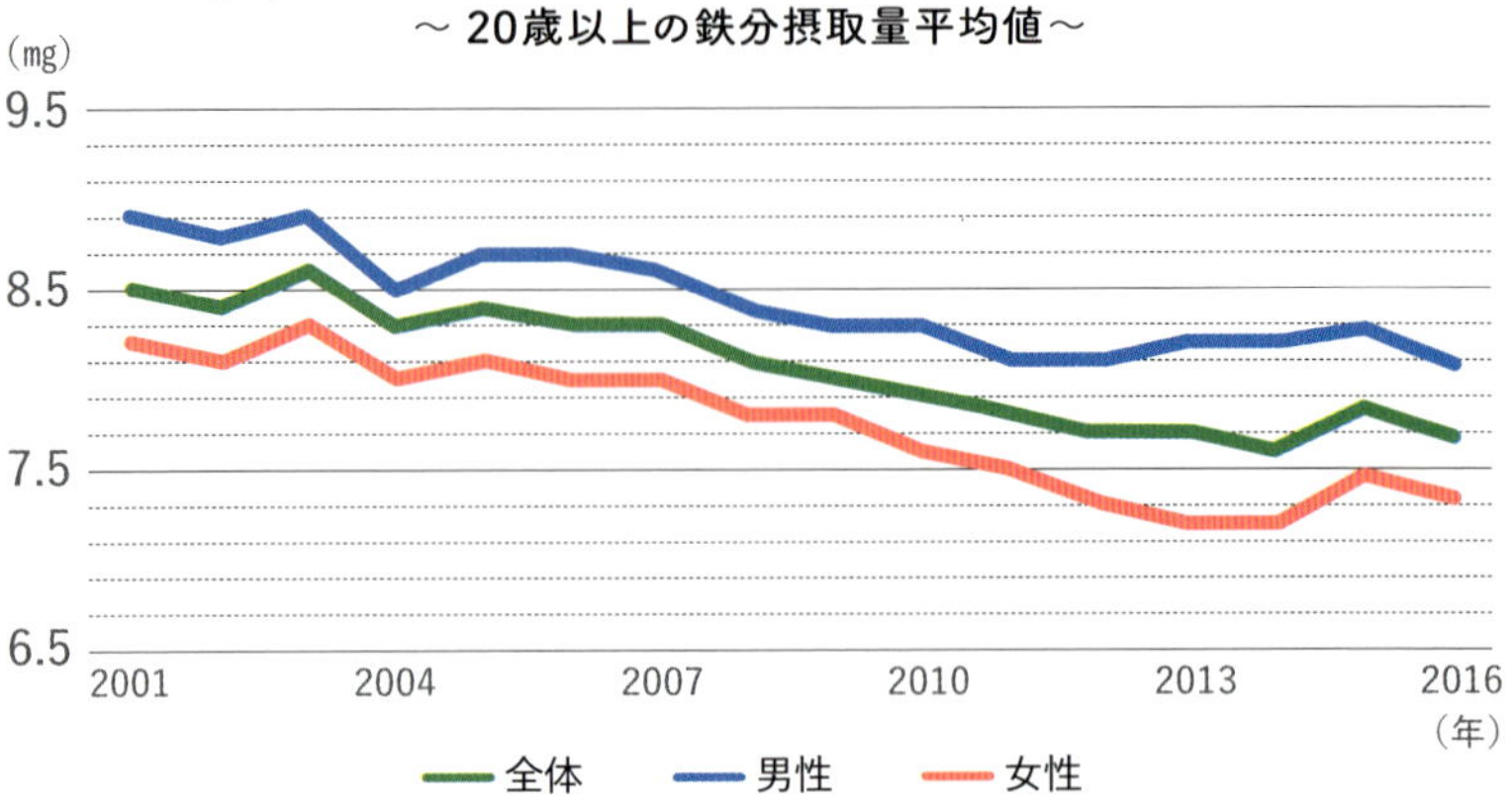

出典：国立健康・栄養研究所「健康日本21（第二次）分析評価事業」栄養摂取状況調査結果

鉄分が不足するといろいろな症状が現れる!

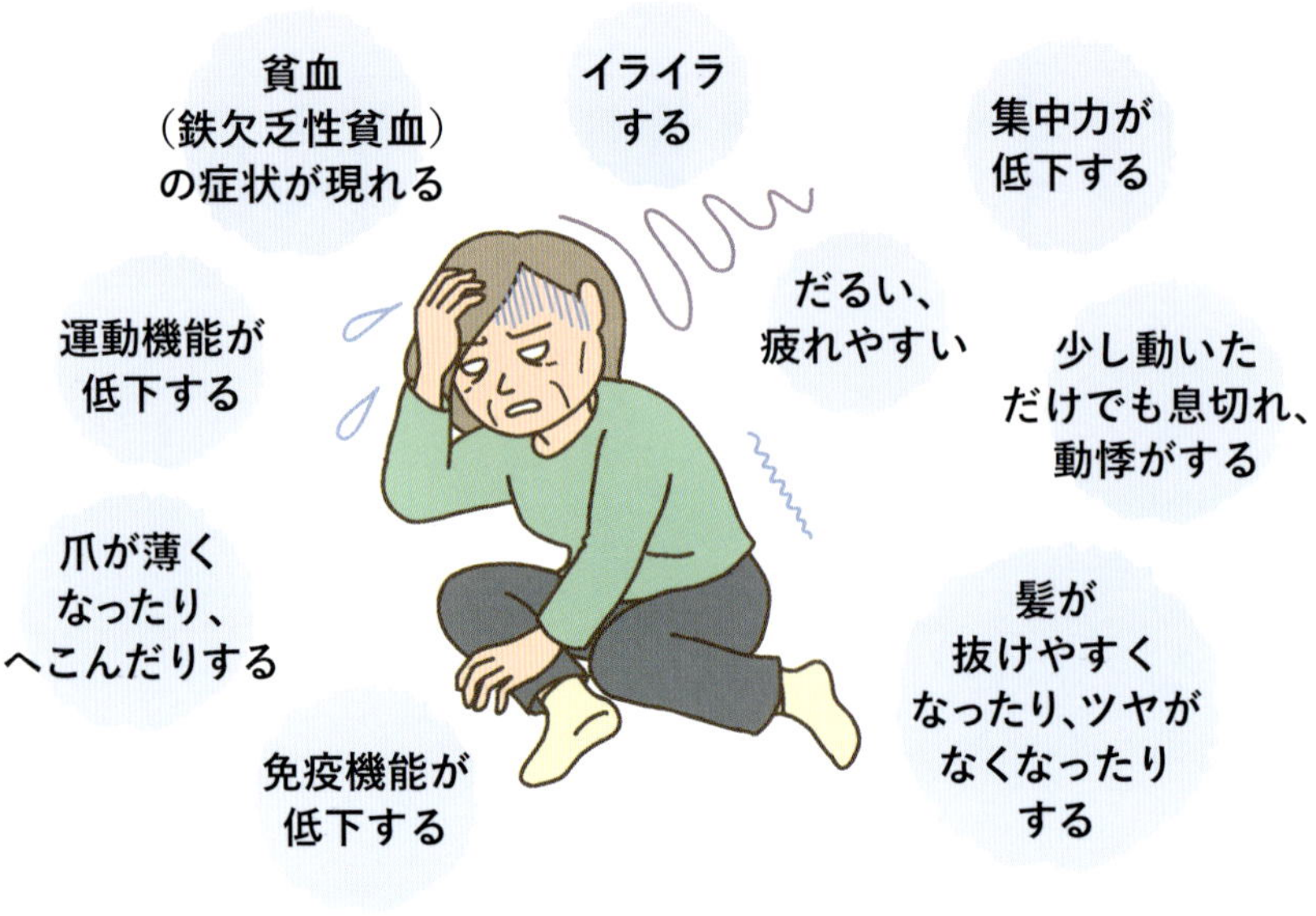
貧血
(鉄欠乏性貧血)
の症状が現れる
イライラ
する
集中力が
低下する
運動機能が
低下する
だるい、
疲れやすい
少し動いた
だけでも息切れ、
動悸がする
爪が薄く
なったり、
へこんだりする
髪が
抜けやすく
なったり、ツヤが
なくなったり
する
免疫機能が
低下する

Tuna

糖質量はほぼ0だから、糖尿病も怖くない

ツナ缶に含まれる栄養素の健康効果について紹介してきましたが、最後に注目してほしいのが、**ツナ缶は「低糖質食材」**だということです。ツナ缶には、糖質はほとんど含まれていません。

糖質は炭水化物の一部で、たんぱく質、脂質と並ぶ三大栄養素のひとつ。私たちにとって大切なエネルギー源です。だからといって摂り過ぎると、大問題。**摂った糖質が多過ぎて余ると、体内で中性脂肪になり蓄積されます。**そして、肥満や生活習慣病の原因になります。

また、**糖質を摂り過ぎると、血糖値がうまく下がらなくなります。**血糖値とは、血液中を流れるブドウ糖の濃度のことで、糖質が含まれている食べ物を摂ると誰でも上がりますが、インスリンの働きによって食後数時間で食事前の血糖値に戻ります。

それが、糖質を摂り過ぎると血糖値が戻らなくなるのです。この状態が高血糖です。長く続くとインスリンの働きが悪くなり、糖尿病を発症するリスクが高まります。

初期段階の糖尿病は、際立った症状もなく無自覚な場合が多く、とても厄介な病気です。そのまま放置すると、**血管や神経を損傷し、心筋梗塞《こうそく》や脳卒中、腎《じん》不全、失明、足の切断などの合併症を引き起こす可能性が高くなる**恐ろしい病気です。

インスリンの働きが悪くなると、認知症の約7割を占めるアルツハイマー型認知症の原因と考えられている脳のゴミ（アミロイドβ《ベータ》）も、うまく処理できなくなります。

糖尿病を予防する食事は、意外にシンプルです。なぜなら、血糖値を上げるのは、糖質という栄養素が含まれる食べ物だけだからです。つまり、**糖質が含まれる食べ物を摂り過ぎなければ高血糖に悩まされることはありません。**

その点、低糖質食品のツナ缶は、安心して食べられる食材といえます。

ただし、糖質を極端に控える食事は、エネルギーが不足して疲れやすくなったり、たんぱく質がエネルギー源として使われることで筋肉量が減少したり、基礎代謝を低下させたりする原因になります。控えるといってもほどほどにしましょう。

第2章

名医が教える
ツナ缶の健康効果が倍増するコツ

Tuna

ツナ缶を食べるなら朝

ツナ缶の健康効果を理解していただけたでしょうか。ツナ缶だけ食べていればいいというわけではありませんが、いつもの食事にツナ缶を加えるだけで、格段に栄養バランスがよくなります。

第2章では、そんなツナ缶をさらに上手に活用するためのコツを紹介することにしましょう。

最初に紹介するのは、**時間栄養学に基づいたツナ缶活用方法**です。

時間栄養学とは、「何を、どれだけ食べるか」ではなく、「いつ食べるか」によっても体に与える影響が変わってくることを研究する学問です。

みなさんは、「体内時計」という言葉を聞いたことがありますか？

体内時計とは私たちの体に備わっている24時間周期の時計で、このリズムに合わせてホルモンの分泌や自律神経の働きなど、体のあらゆる機能がコントロールされています。

体内時計が乱れると、睡眠障害、うつ病、肥満、糖尿病などの代謝障害や、免疫・アレルギー疾患《しっかん》、さらにがんの発症にもつながることがわかってきています。

この体内時計に基づいて、「いつ食べるか」を研究するのが時間栄養学なのです。

ツナ缶を食べるなら朝。

これが、時間栄養学から導かれる食べ方です。

食べるタイミングで、**時間栄養学でもっとも重視されているのは、朝ごはん**です。

体内時計は24時間周期と話しましたが、実は、24時間より少し長めです。そのズレを修正するために、毎日リセットする必要があります。その方法は、朝の太陽を浴びること、朝ごはんを食べること、朝に体を動かすことです。

朝ごはんを食べると体内時計がリセットされ、いつものように体のあらゆる機能が正常に動き始めます。逆に、朝ごはんを抜くと体内時計に乱れが生じ、肥満や生活習慣病のリスクを高めることにつながります。

また、朝ごはんを重視するのは、体内時計が正常に作動すると、朝の時間帯は代謝が活発になるからです。

そのため、食べ物をエネルギーに変える効率が高くなります。炭水化物（糖質）、たんぱく質、脂質の三大栄養素の中で、炭水化物（糖質）は、朝に消費されやすいことがわかっています。

ツナ缶を朝に食べたほうがいいのは、ツナ缶にはたんぱく質が含まれているからでもあります。

私たちの体は寝ているときに筋肉や細胞の修復が行われますが、そのときのエネルギー源は筋肉のたんぱく質が分解されて使われています。つまり、**朝にたんぱく質を補充することで筋肉の分解を抑えることができる**ということです。

とくに筋肉が落ちやすい高齢者は、たんぱく質の摂取が必須です。

さらにいえば、**ツナ缶に含まれるたんぱく質には、筋肉のエネルギー源となる分岐《ぶんき》鎖《さ》アミノ酸（ＢＣＡＡ）が豊富**に含まれていて、ＢＣＡＡは夜より朝に摂ったほうが筋肉量の維持・増加に効果があるといわれます。

ちなみにBCAAは、ツナ缶以外には、マグロ、カツオ、アジ、サンマ、牛肉、鶏肉、卵、大豆製品、乳製品に多く含まれています。

朝のたんぱく質は、睡眠の質の向上にも効果があります。

私たちが夜になると眠くなるのは、メラトニンという眠りを誘うホルモンが分泌されるからです。その材料となるのが、朝に分泌されるセロトニンというホルモンです。そして、そのセロトニンの材料となるのが、たんぱく質に含まれるトリプトファンです。

つまり、**朝にたんぱく質を摂ることは、夜にぐっすり眠るための準備**でもあるのです。メラトニンをつくる能力は加齢とともに低下するといわれています。やはり、高齢者にとって朝のたんぱく質は、欠かせない栄養素なのです。

時間栄養学の観点からもおすすめできる「朝のたんぱく質」ですが、日本人は朝のたんぱく質摂取が不足しているという調査結果があります。ツナ缶を上手に活用して、積極的に、朝にたんぱく質を摂るように心がけましょう。

朝ごはんは体内時計をリセットするスイッチ！

体内時計がリセットされると、
いつものリズムで体がコントロールされるようになる。

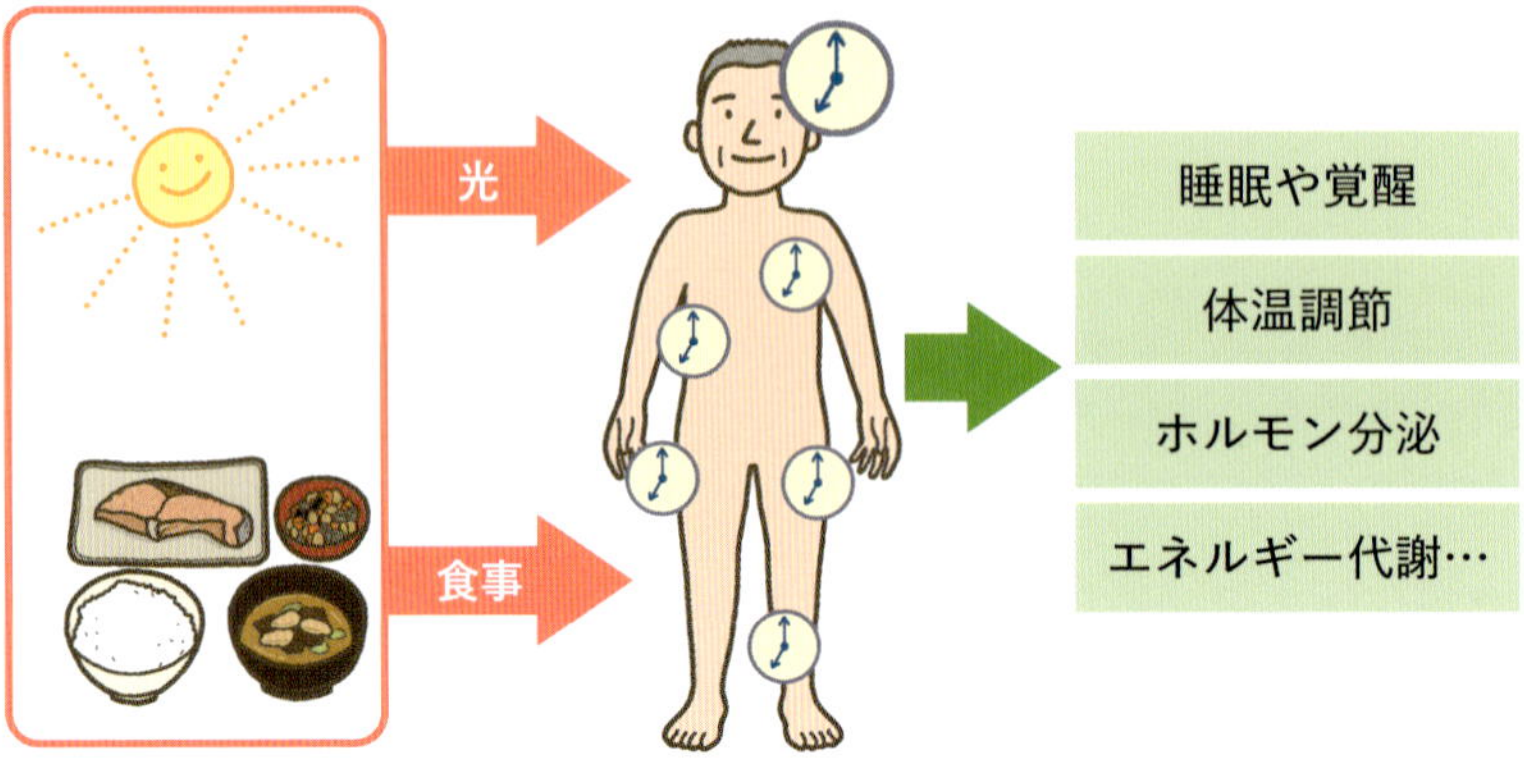

1日のうちで朝ごはんのたんぱく質は不足しがち

3食のたんぱく質摂取量

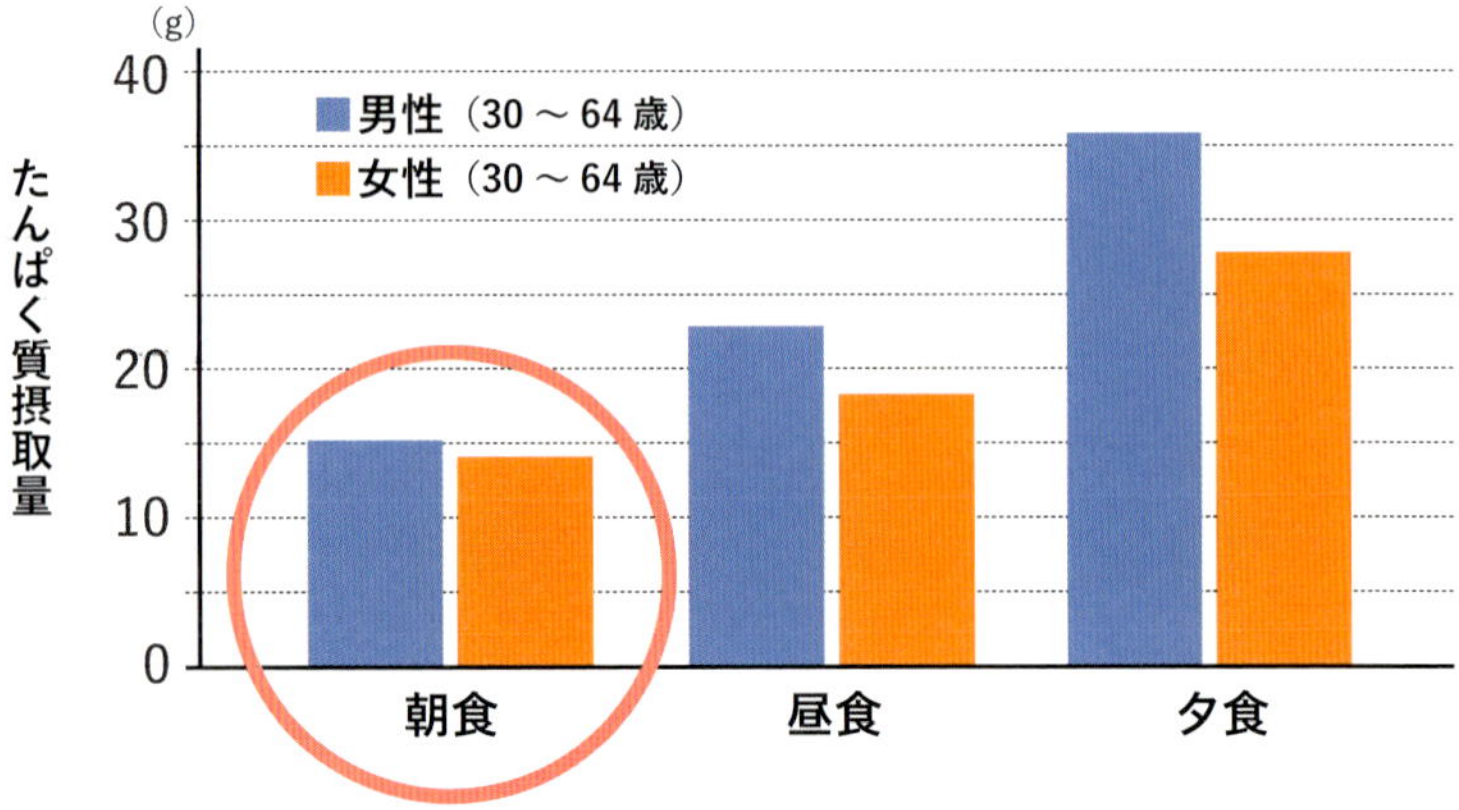

出典：Ishikawa TK et al.(2018) Current protein and amino acid intakes among Japanese people:Analysis of the 2012 National Health and Nutrition Survey.

Tuna

缶を開けたらすぐに食べるか、調理する

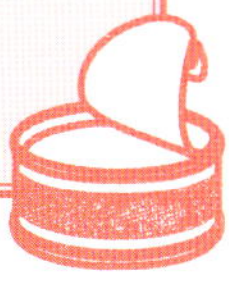

ツナ缶活用方法の2つめのコツは、缶を開けたらすぐに食べることです。

みなさんは、ツナ缶の賞味期限を確認したことがありますか？

ツナ缶の賞味期限は約3年です。ほかの食材と比べるとかなり長く保存しておくことができます。

どうしてこれほど長く保存できるのかというと、ツナ缶に限らず、缶詰は、空気を抜いて密封してから、加熱殺菌することで無菌状態を保っているからです。そのため、中身の食べ物を腐敗させる菌や微生物がいない状態を維持することができるのです。

ただし、**3年というのは、あくまでも未開封状態でのこと。**

缶詰には保存料が使われていないため、一度、フタを開けてしまうと、生鮮品などと同じように劣化が始まります。開けると、外気や微生物の影響で酸化や腐敗が進ん

でしまうからです。

ツナ缶も例外ではありません。

フタを開けて外気に触れた瞬間から、酸化や腐敗が進んでしまいます。そして何より問題なのは、**フタを開けて鮮度が落ちると栄養素が損なわれる**ことです。

缶詰のメリットは長期保存できるだけでなく、真空状態で加熱することで栄養素をそのまま閉じ込められることです。だからこそ、ツナ缶からたくさんの健康効果を得られるのです。

とにかくツナ缶は、**一度フタを開けたら、すぐに調理して食べ切る**ことを心がけることです。それが、ツナ缶に含まれる栄養素を失うことなくしっかり摂る方法であり、缶詰全般を使用するときの鉄則です。

もし、**一度に使い切れないときは、清潔な保存容器などに中身を移してから冷蔵庫で保存する**ようにしましょう。そして、生の食材と同じように2~3日で食べ切るようにしてください。

Tuna

ツナ缶と一緒に摂りたい 食物繊維、ビタミンC、カルシウム

私たちの体を健康にしてくれる栄養素はたくさんありますが、もちろんツナ缶だけですべてが摂れるわけではありません。そこで、3つめのツナ缶活用方法のコツとして、ツナ缶と一緒に摂りたい栄養素を紹介します。

ツナ缶に含まれていない栄養素の中で、できるだけ積極的に摂ってもらいたいのが、**「食物繊維」「ビタミンC」「カルシウム」**です。それぞれ、どのような健康効果が期待できるのでしょうか？

食物繊維は、野菜や果物、穀物などの植物性食品に含まれる成分の1つで、体内では消化・吸収されにくい特徴を持っています。

しかし、消化されないからといって役に立たないわけではなく、**腸内環境を整えたり、生活習慣病の予防に役立ったりするなど、「第6の栄養素」として、とても重要**

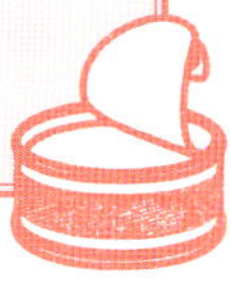

視されています。

食物繊維は、水溶性食物繊維と不溶性食物繊維の2種類に大別されます。

水に溶ける水溶性食物繊維は、わかめや昆布などの海藻や、りんごやみかんなどの果物、大麦やオートミールなどの穀物に含まれています。

水溶性は水分を吸収してゲル化するのが特徴で、胃での滞留時間が長くなることで血糖値の上昇をゆるやかにしたり、コレステロールの吸収を抑えて体外に排出されやすくしたりする働きがあります。

また、腸内の善玉菌を増やして腸内環境を整える働きもあります。

水に溶けない不溶性食物繊維は、キャベツ、にんじん、ブロッコリーなどの野菜や、大豆やひよこ豆などの豆類、玄米や全粒粉パンなどの穀物に含まれています。

水に溶けないため飲み込んだときの形をほとんど変えることなく腸まで達するのが特徴で、腸を刺激して排便をスムーズにしたり、有害物質を吸着して体外に排出したりする効果があります。

ビタミンCは、体の調子を整える大切な栄養素です。

ビタミンCには強い抗酸化作用があるため、有害な活性酸素の働きを抑えて細胞の老化を防ぎ、動脈硬化や心筋梗塞《こうそく》、脳卒中、がんなどの酸化ストレスに由来する多くの疾患《しっかん》を予防する効果が期待されています。

また、白血球をサポートし、ウイルスや細菌と戦う力を強化する働きもあります。

ビタミンCは、肌を構成する主要な成分であるコラーゲンの合成になくてはならない栄養素で、不足するとシミやしわなどの原因になったり、傷や炎症の治りが遅くなったりします。

さらに、ツナ缶に含まれるヘム鉄の吸収を助ける働きもあります。

さまざまな健康効果のあるビタミンCですが、摂るときに気をつけたいことがあります。

それは、ビタミンCが一度に吸収できる量は決まっていて、その量を超えると尿として体外に排出されてしまうことです。大量に摂ってもムダになるので、上手に分散して摂るように心がけましょう。

カルシウムは、私たちの体でもっとも多く存在するミネラルで、体重の約1〜2%を占めています。そのほとんどが歯と骨に存在し、ごく一部は血液や筋肉、神経内にあり、骨量の維持や体のさまざまな機能を調整する働きをしています。

またカルシウムは、血液を凝固させて出血を抑える、心筋の収縮を促す、筋肉の興奮を抑えるといった働きに加え、脳の神経細胞の活動にも深く関わっているといわれていて、私たちが生きていくうえで欠かすことのできない栄養素としても注目されています。

しかし、このように重要な栄養素であるにもかかわらず、**日本人はカルシウム摂取がとても不足しています。**しかもカルシウムは吸収されにくい栄養素のため、意識して摂らないとすぐに不足してしまいます。

第1章で紹介したように、カルシウムの吸収を促してくれるのが、ツナ缶に含まれているビタミンDです。カルシウムを積極的に摂るだけでなく、ツナ缶もあわせて食べるように心がけましょう。

若い人ほど摂取目標に足りていない食物繊維

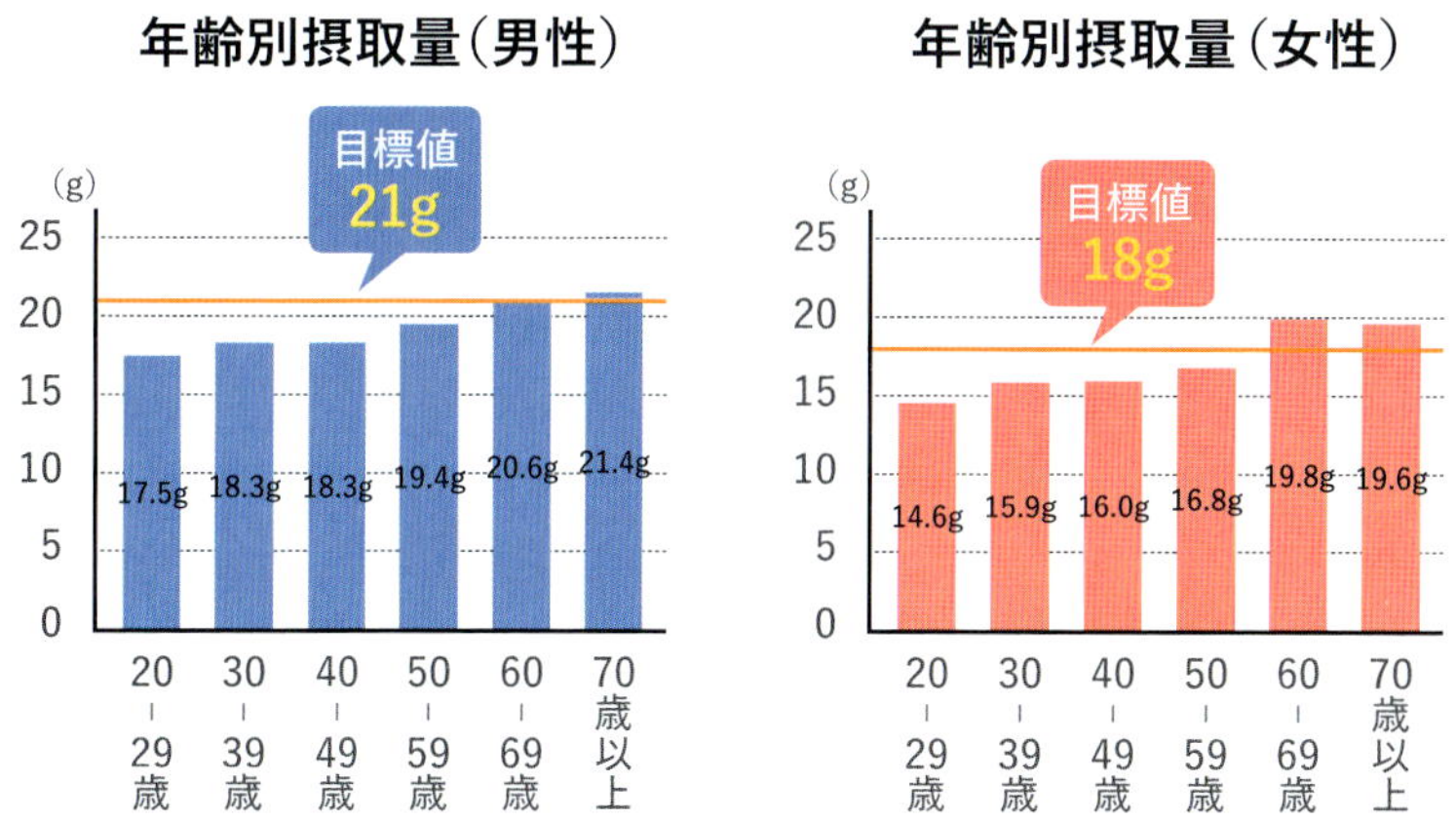

出典：「日本人の食事摂取基準（2020年版）」「国民健康・栄養調査（2019年）」厚生労働省

カルシウム摂取も推奨値に全然足りていない！

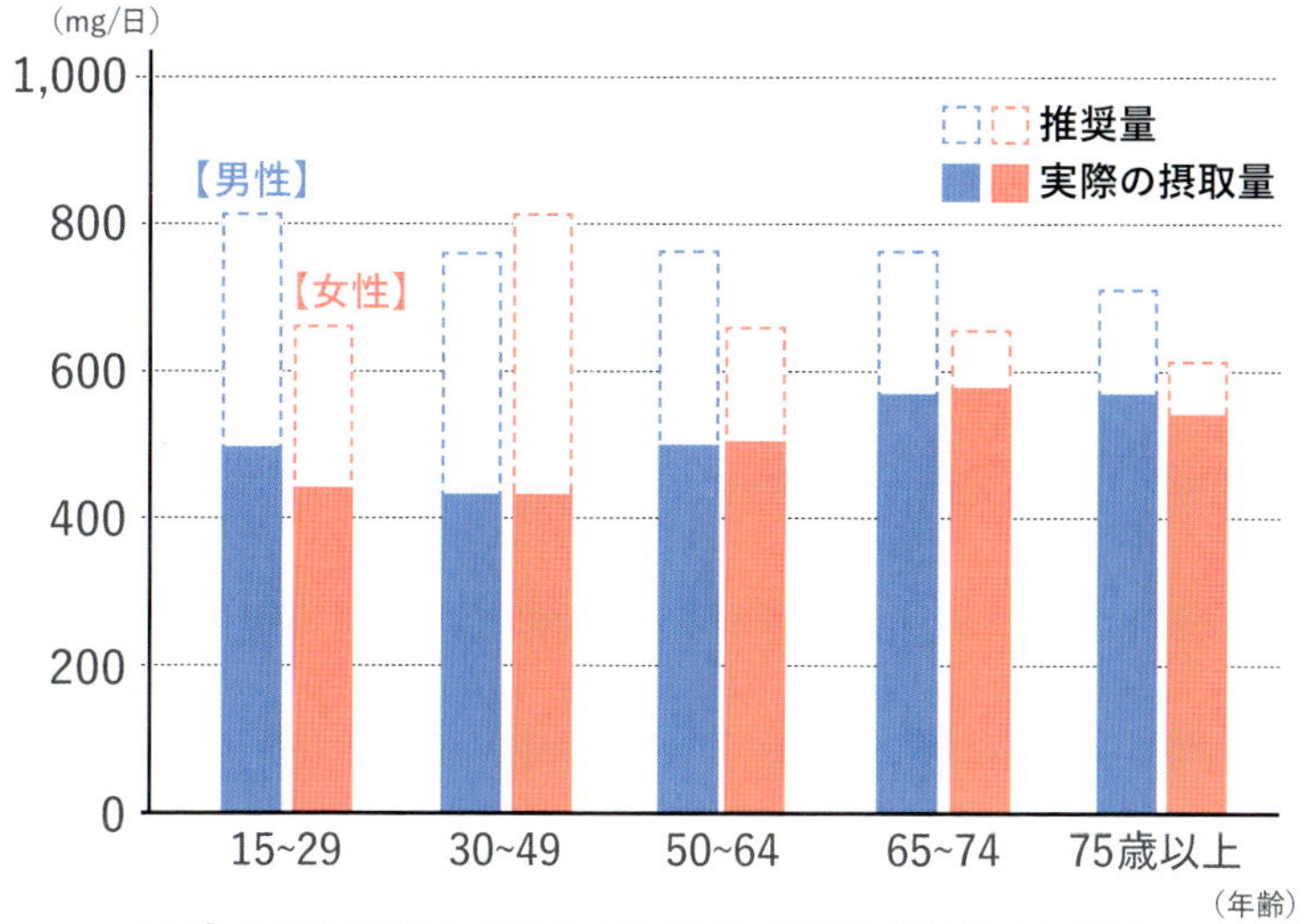

出典：「日本人の食事摂取基準（2020年版）」「国民健康・栄養調査（2019年）」厚生労働省

Tuna

ツナ缶と一緒に食べたい①緑黄色野菜

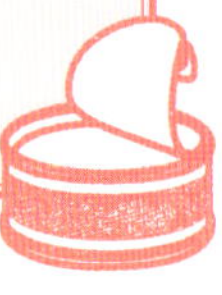

それでは、具体的にどんな食材をツナ缶と一緒に摂るといいのでしょうか。おすすめの食材を紹介することにしましょう。

1つめのおすすめ食材は、緑黄色野菜です。

緑黄色野菜とは、厚生労働省によると、**「原則として可食部１００ｇ当たりカロテン含有量が６００μｇ（マイクログラム）以上の野菜」**という基準が決められています。それ以外の野菜を「淡色野菜」もしくは「その他の野菜」と呼んでいます。

緑黄色野菜と淡色野菜は、切ったときの断面でもわかります。

例外はありますが、中まで色が濃いのが緑黄色野菜で、色が薄いのが淡色野菜です。ただし、同じ葉物野菜でもレタスは淡色野菜ですが、グリーンリーフは緑黄色野菜に分類されます。また、カブや大根の根の部分は淡色野菜ですが、葉の部分は緑黄色野菜に分類されます。

代表的な緑黄色野菜は、**にんじん、ピーマン、ほうれん草、ブロッコリー、小松菜、絹さや、アスパラガス、ねぎ（青い部分）、大根の葉**など。淡色野菜には、玉ねぎ、ねぎ（白い部分）、大根、キャベツ、きゅうり、白菜、カリフラワー、なすなどがあげられます。

緑黄色野菜には、ツナ缶で摂れない栄養素が豊富に含まれています。

食物繊維はもちろんのこと、にんじん、にら、ほうれん草、春菊などにとくに多く含まれている抗酸化作用のある**カロテン**。ブロッコリー、かぼちゃ、赤ピーマンなどに多く含まれている**ビタミンC**。ブロッコリー、小松菜、ほうれん草などに多く含まれている「止血のビタミン」といわれる**ビタミンK**。

さらには、モロヘイヤ、パセリ、ほうれん草などに多く含まれている赤血球の生産を助ける**葉酸**だけでなく、ほうれん草やにんじん、大根の葉などには**ミネラル**分も豊富に含まれています。

Tuna

ツナ缶と一緒に食べたい②きのこ類

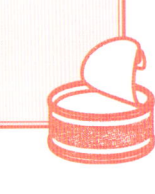

2つめのおすすめ食材は、きのこ類です。

きのこ類は、低カロリーながら、さまざまな栄養素が豊富な食材です。種類によって異なりますが、代表的な栄養素には、**食物繊維、β《ベータ》グルカン、ビタミンD、ビタミンB群**などがあげられます。

βグルカンは、きのこの細胞壁に含まれる食物繊維の一種で、「免疫力を活性化させる」「腸内環境を整える」「食後の血糖値の急上昇を抑える」「ＬＤＬ（悪玉）コレステロール値を下げる」などの働きがあることで知られています。

生のきのこ類はすぐに鮮度が落ちてしまうので、**干ししいたけやきくらげなどの乾物を活用するのもおすすめ**です。また冷凍することで、日持ちさせることはもちろんのこと、きのこの細胞壁が壊れて、「グルタミン」や「グアニル酸」などの旨み成分や栄養素が溶け出しやすくなります。

Tuna

ツナ缶と一緒に食べたい③大豆製品

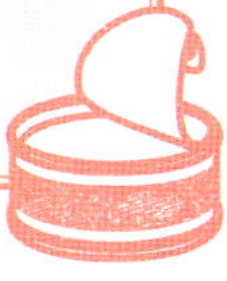

３つめのおすすめ食材は、大豆製品です。

大豆には、たんぱく質、炭水化物（糖質）、脂質の三大栄養素にビタミン、ミネラルを加えた五大栄養素のすべてが含まれています。なかでも**大豆に含まれるたんぱく質は良質とされ、「畑の肉」と呼ばれています。**

人間の体は20種類のアミノ酸が必要ですが、そのうち９種類の必須《ひっす》アミノ酸と呼ばれるものは体内でつくることができません。そのため必須アミノ酸は食事から摂取する必要があります。

良質なたんぱく質とは、この必須アミノ酸がバランスよく含まれているたんぱく質のことをいい、「アミノ酸スコア」が１００に近いほど栄養学的に優れているとされます。

大豆のアミノ酸スコアは、最高値の100。しかも、**大豆のたんぱく質は消化吸収率が高い**こともわかっています。さらにいえば、肉や魚、卵などの動物性たんぱく質に比べて**脂質が少なく低カロリー**なところも魅力です。

大豆に含まれる脂質も優秀です。

大豆の脂質には、体内でつくることができない不飽和脂肪酸の「リノール酸」「α-リノレン酸」が多く含まれています。不飽和脂肪酸は血中のコレステロールや血圧を下げて、動脈硬化や血栓の予防などの効果があります。

さらに大豆には、細胞膜などの生体膜や脳、神経組織の構成に欠かせない**「大豆レシチン」**、抗酸化作用を持つ**「大豆サポニン」**、腸内の善玉菌のエサとなる**「オリゴ糖」**、女性ホルモンの働きを補い、女性の健康をサポートすることが期待される**「大豆イソフラボン」**など、健康を支える成分が豊富に含まれています。

ツナ缶と一緒に豆腐、納豆、みそなど、大豆を原料とする大豆製品を摂ると、栄養バランスが格段によくなります。

Tuna

ツナ缶と一緒に食べたい④海藻類

4つめのおすすめ食材は、海藻類です。

海藻類には、食物繊維、鉄分、マグネシウム、カルシウムなどのミネラル成分、たんぱく質が豊富に含まれています。

海藻類には、水溶性食物繊維と不溶性食物繊維の両方が含まれていて、水溶性食物繊維をより多く含んでいます。

また、**海藻類の水溶性食物繊維には、陸上の植物には含まれないといわれているフコイダン、アルギン酸、ポルフィランなどが含まれて**いて、免疫力を強化したり、血糖値や血圧の上昇を抑えたり、コレステロール値を下げたりするなどの効果があるとされています。

体内では合成できないため食事で摂る必要がある鉄分、マグネシウム、カルシウムなどのミネラル成分が豊富に含まれているのも海藻類の特徴です。

たとえば、青のりは、鉄の含有量が多いことで知られるほうれん草と同等以上の鉄を摂取できる食材です。

また、昆布、わかめ、青のりなどには豊富にカルシウムが含まれていて、とくにひじきには、カルシウムといえばすぐに思い浮かぶ牛乳の9倍も含まれているといいます。


海藻類のなかには、あまのりや青のりなど、たんぱく質が豊富な種類もあります。

しかも、必須《ひっす》アミノ酸がバランスよく含まれていて、アミノ酸スコアが高いのも特徴です。ちなみに、わかめのアミノ酸スコアは100、あまのりは91と、肉や魚、卵、大豆にも劣らない数値です。

ツナ缶と並んで、海藻類も健康に欠かせないスーパーフードといってもいいのではないでしょうか。

Tuna

ツナ缶と一緒に食べたい⑤オリーブオイル

5つめのおすすめ食材は、オリーブオイル（オリーブ油）です。

オリーブオイルは、オレイン酸という脂肪酸の含有量が約70～80％ととても豊富で、抗酸化力が高いのが特徴です。

オレイン酸には、ＨＤＬ（善玉）コレステロールを減らすことなく、ＬＤＬ（悪玉）コレステロールだけを減らす働きがあり、動脈硬化や心筋梗塞《こうそく》など、生活習慣病を予防する効果があるといわれています。

オレイン酸は小腸で吸収されにくく、大腸に運ばれる際に腸のぜん動運動を活発にする働きがあるため、便秘解消にも役立つとされています。

またオリーブオイルには、ポリフェノールや、β《ベータ》カロテン、ビタミンEといった抗酸化ビタミンも多く含まれています。

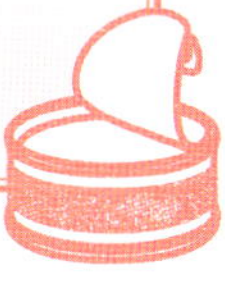

たとえばβカロテンは、体内でビタミンAに変わり、粘膜や皮膚を健やかに保つことで、ウイルスなどが体に入り込まないように守ってくれます。またビタミンEは、「若返りのビタミン」ともいわれるほど、その抗酸化作用の力で細胞の老化を抑えるアンチエイジング効果があります。

そのほか、オリーブオイルは胃腸に負担をかけにくいオイルといわれていて、主成分であるオレイン酸は、胃での滞在時間が短いため、余分な胃酸の分泌《ぶんぴつ》を防ぐことができます。

また、消化酵素を分泌されやすくし、消化吸収を助ける働きがあり、胃腸改善の効果があるといわれています。

さまざまな健康効果を期待できるオリーブオイルを、ツナ缶を使った料理に使ってみるのはいかがでしょうか。とくに調味油が少ない水煮タイプとは相性がいいと思います。

ただし、オリーブオイルは高カロリー食品です。摂り過ぎには注意しましょう。

Tuna

ツナ缶と一緒に食べたい⑥乳製品

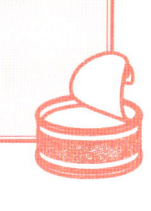

6つめのおすすめ食材は、乳製品です。

乳製品といえば牛乳ですが、そのほかにも、チーズ、バター、ヨーグルト、練乳、アイスクリームなど、さまざまあります。

その乳製品には、たんぱく質、カルシウム、ビタミンD、ビタミンA、ビタミンB_1、ビタミンB_2、ビタミンB_{12}、リボフラビン、ナイアシン、リン、カリウム、マグネシウムなどの大切な栄養素が、バランスよく、しかも豊富に含まれています。

乳製品をツナ缶と一緒に食べたい理由の第一は、カルシウムです。

カルシウムは、残念ながらツナ缶に含まれていない栄養素だからです。乳製品の栄養素といえば、すぐに思い浮かぶのはカルシウムではないでしょうか。

もちろん、乳製品の魅力はそれだけではありません。

乳製品には、良質のたんぱく質が豊富に含まれています。

たとえば、牛乳にはアミノ酸を豊富に含む「カゼイン」というたんぱく質が多く含まれています。**「スロープロテイン」と呼ばれているカゼインは、消化吸収が遅く、長時間にわたりアミノ酸を筋肉に供給することができる**ため、筋肉の成長に効果的といわれています。

また、**乳製品に含まれる炭水化物の多くは乳糖で、腸内の善玉菌のエサとなって腸内環境を整えるほか、体内で吸収されにくいカルシウムや鉄の吸収を促します。**しかもその構成成分であるグルコース（ブドウ糖）やガラクトースは、脳や神経の成長と発達にとっても欠かせない成分になります。

このように乳製品は、各種の栄養素がバランスよく含まれており、その代表格である牛乳は、「準完全栄養食品」と呼ばれているほどです。ツナ缶も驚く食材といってもいいでしょう。

Tuna

カロリーが気になるなら水煮、オイル漬けは多くても1日2缶

ツナ缶の活用方法の最後のコツとして紹介するのが、種類による使い分けです。

第1章で紹介したように、ツナ缶には、オイル漬け、オイル入り水煮、水煮の3種類があります。

オイル漬けに一般的に使われているのは大豆油で、旨みやコクがあって、ツナとの相性がとてもよい油です。大豆油以外では、オリーブオイルやアマニ油、えごま油などを使ったツナ缶もあります。

オイル漬けの場合は、ツナ缶の油の中にＤＨＡやＥＰＡなどの栄養素も溶け込んでいるため、オイルごと使うほうが栄養素をしっかり摂れます。

ただし、**オイル漬けは水煮と比べると約4倍のカロリー**があります。

オイルのコクの美味しさに惹かれて食べ過ぎると、いくら糖質量が少ないツナ缶でも、軽くカロリーオーバー。

オイル漬けは、多くても1日2缶までに留めることをおすすめします。

体重や脂肪が気になる**健康志向の方は、水煮を選ぶ**ようにしましょう。

低糖質で高たんぱく質の水煮のツナ缶は、ダイエット中も気軽に食べられる便利な食材です。

オイル漬けのカロリーは水煮の約4倍!

可食部 100g 当たり		単位	オイル漬け	水煮
エネルギー		kcal	**293**	**71**
たんぱく質		g	18.8	16
脂質	リノール酸	mg	11000	5
	EPA	mg	60	20
	DHA	mg	290	120
糖質		g	0.1	0.2
ビタミン D		μg	4	3
ビタミン B12		μg	2.8	1.1

※参照:「日本食品標準成分表 2015 年版(七訂)」文部科学省

第3章

名医が実践!

最強のツナ缶レシピ32

Tuna

すぐにつくりたくなるツナ缶レシピ

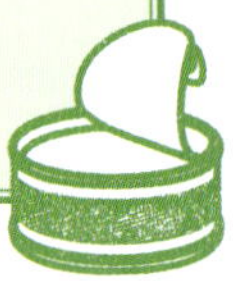

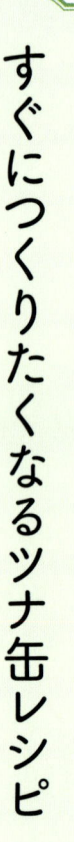

ツナ缶を使うと、あっという間に栄養バランスの優れた健康レシピが完成します。ここまで、ツナ缶のすごい健康効果や効果的な食べ方について解説してきましたが、第3章では、具体的なレシピを紹介しましょう。

今回は、ツナ缶のトップ企業である、はごろもフーズ社から提供していただいた選りすぐりのツナ缶レシピを紹介します。

レシピは、ツナ缶を使った、ご飯、パン、麺《めん》・パスタ、汁物・スープ、サラダ、炒め物のカテゴリーに分類して紹介します。なお、ツナ缶の容量や種類（オイル漬けは「ツナ缶（オイル）」、ノンオイルタイプや水煮は「ツナ缶（水煮）」）はレシピに記載します。

調理時間
約10分

※米をざるにあげておく時間、米を炊く時間は除く。

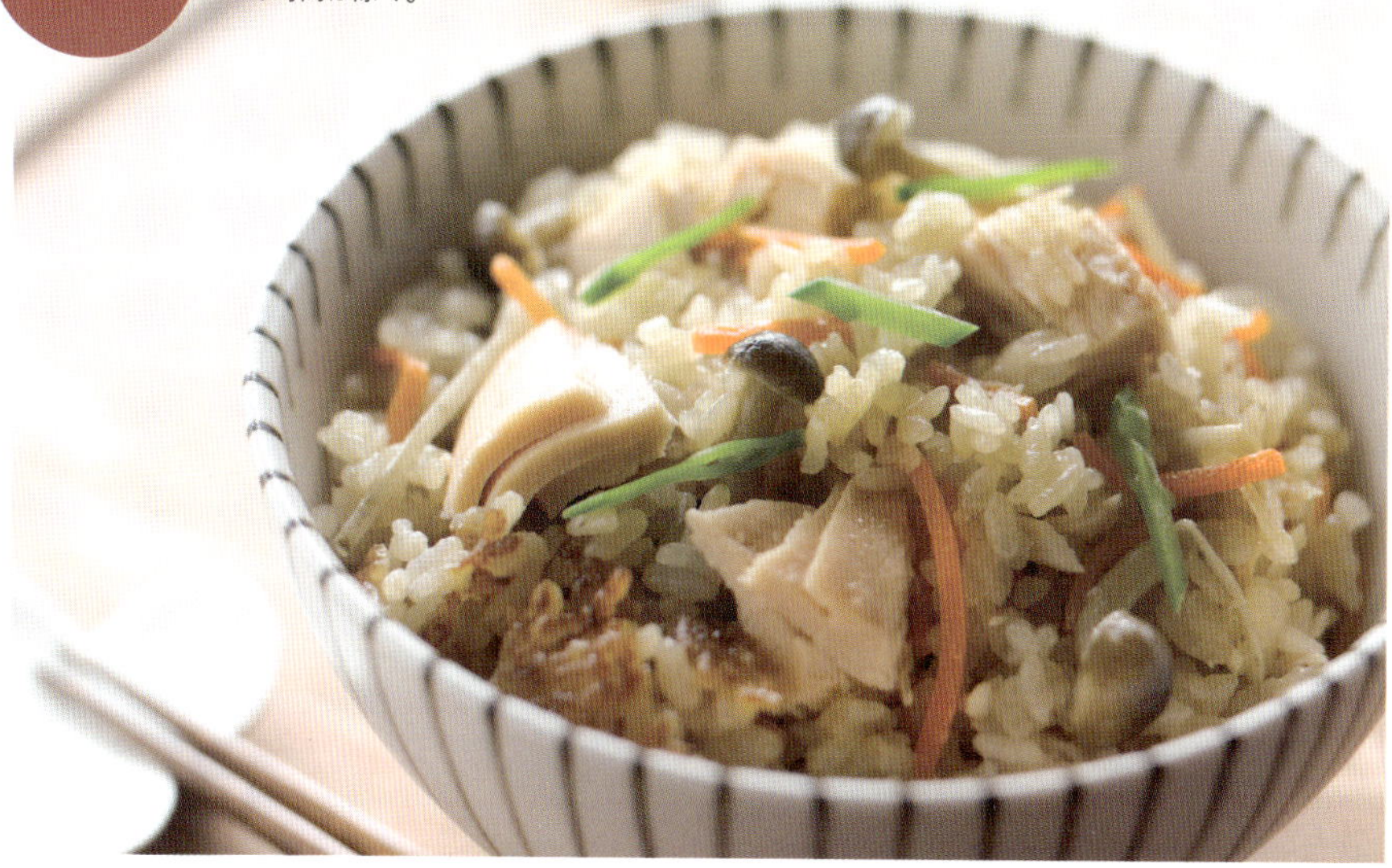

ツナ缶 + ご飯 01

ツナと野菜の炊き込みご飯

材料（4人分）

ツナ缶（オイル）…2缶（140g）
米…2合
にんじん…中1/2本
ごぼう…1/4本
しめじ…1パック
さやえんどう…適量

Ⓐ
しょうゆ…大さじ2
みりん…大さじ2
塩…小さじ1/4
水…420mL

つくり方

❶米はといでざるにあげておきます。
❷にんじんとごぼうはせん切りにします。しめじは石づきを取り除き、小房に分けます。
❸炊飯器に米とⒶの材料を入れて軽く混ぜ、❷とツナ（油ごと）を入れ、通常通りに炊き上げます。
❹ご飯が炊き上がったら全体を混ぜ合わせ、器に盛ります。お好みで、ゆでてせん切りにしたさやえんどうを添えてもおいしく召し上がれます。

＼ Dr.TANAKAのひと言 ／

ツナと野菜の旨みを詰め込んだ炊き込みご飯。
ツナ缶の油も加えることでおいしさ倍増。

調理時間
約5分

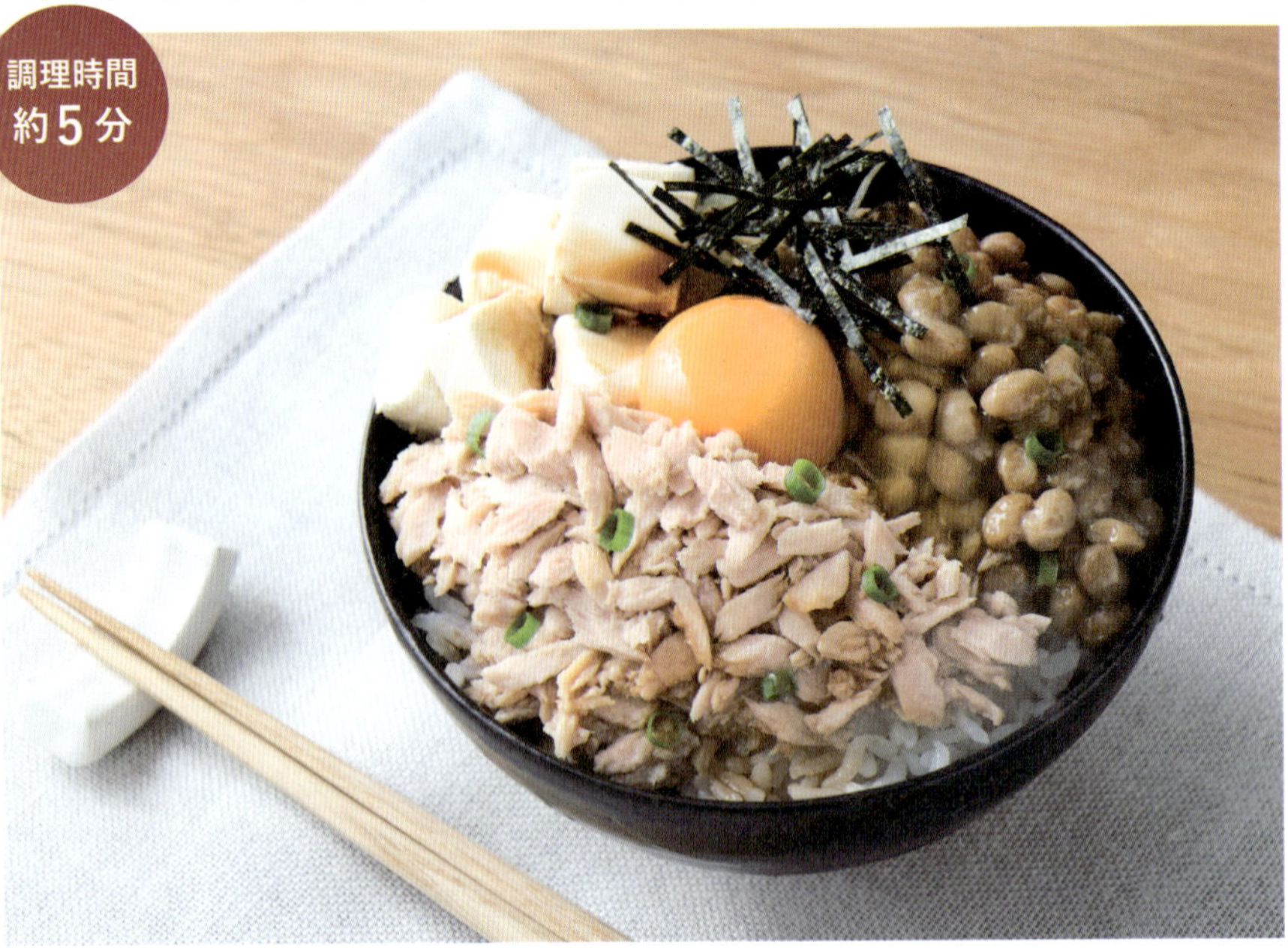

ツナ缶 + ご飯 02

ツナの朝たんよくばり丼

材料（1人分）

ツナ缶（水煮）…1缶（70g）
きざみのり…適量
ご飯…1膳分
納豆（付属のたれ付）…1パック
クリームチーズ…2個
卵…1個
しょうゆ…小さじ1/2
小ねぎ（小口切り）…適量

つくり方

❶お茶碗にご飯を盛り、ツナと付属のたれをかけて混ぜた納豆、食べやすい大きさに切ったクリームチーズ、卵をのせます。

❷しょうゆを回しかけ、小ねぎ、きざみのりをトッピングします。

＼ Dr.TANAKAのひと言 ／

ご飯に、ツナ、納豆、クリームチーズ、卵をのせた、
たんぱく質たっぷりの朝ごはんです。

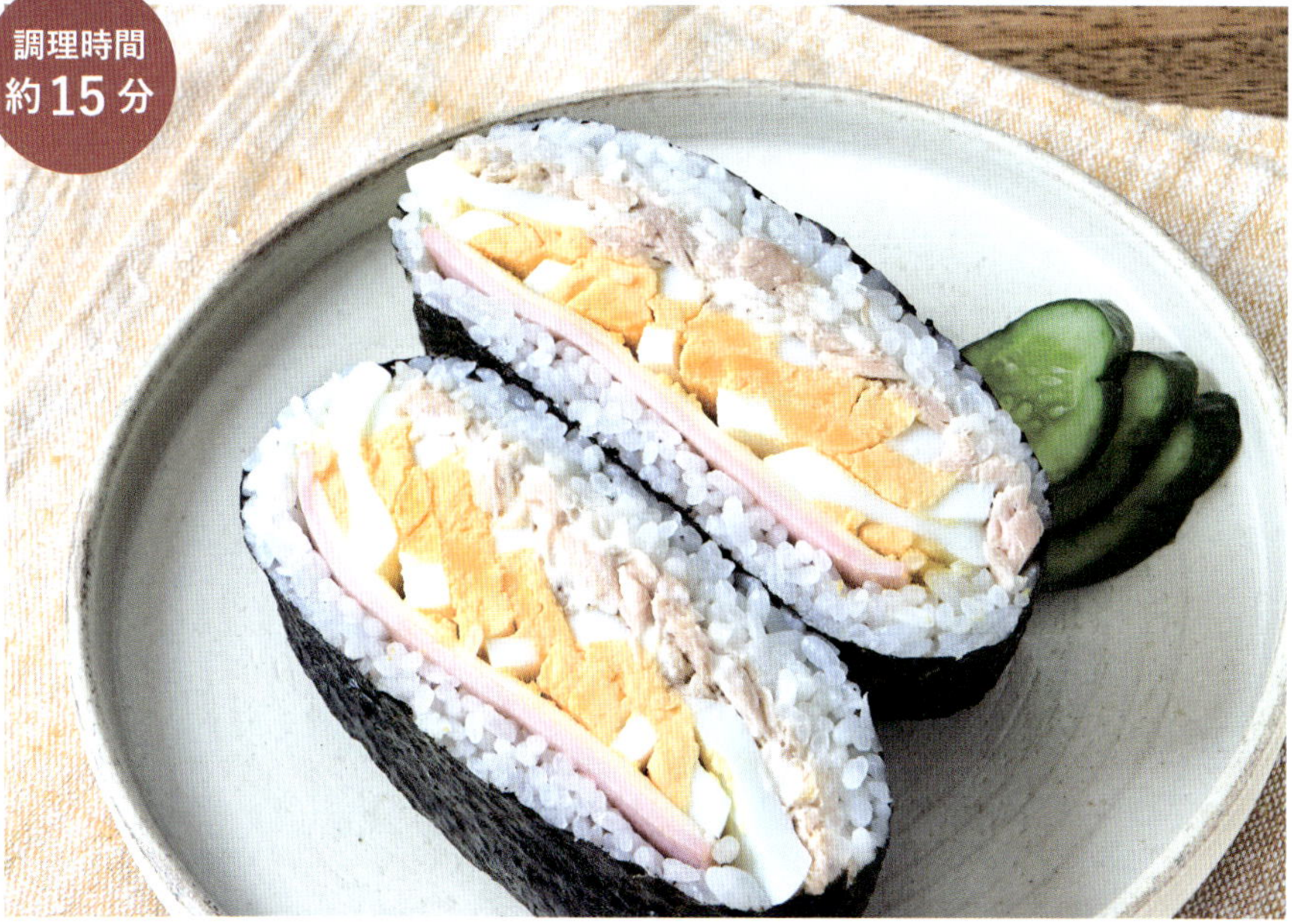

調理時間
約15分

ツナ缶＋ご飯 03

ツナとたまごのおにぎらず

材料（1個分）

ツナ缶（水煮）…1缶（70g）
焼きのり…1枚
ご飯…1膳分
ゆで卵…1個
ロースハム…1枚
スライスチーズ…1枚
マヨネーズ…大さじ1

つくり方

❶ボウルに液汁を軽く切ったツナとマヨネーズを入れ、混ぜ合わせておきます。ゆで卵は輪切りにします。

❷ラップの上に焼きのりをのせ、ご飯の半量を真ん中に盛ります。❶のツナ、ゆで卵、チーズ、ハムの順にのせ、残りのご飯をのせます。

❸のりを折りたたんで、ラップで包みます。5分ほど置いてなじませ、半分に切って盛り付けます。

\ Dr.TANAKAのひと言 /

ツナに、ゆで卵、ロースハム、チーズを加えて
たんぱく質たっぷりのおにぎりです。

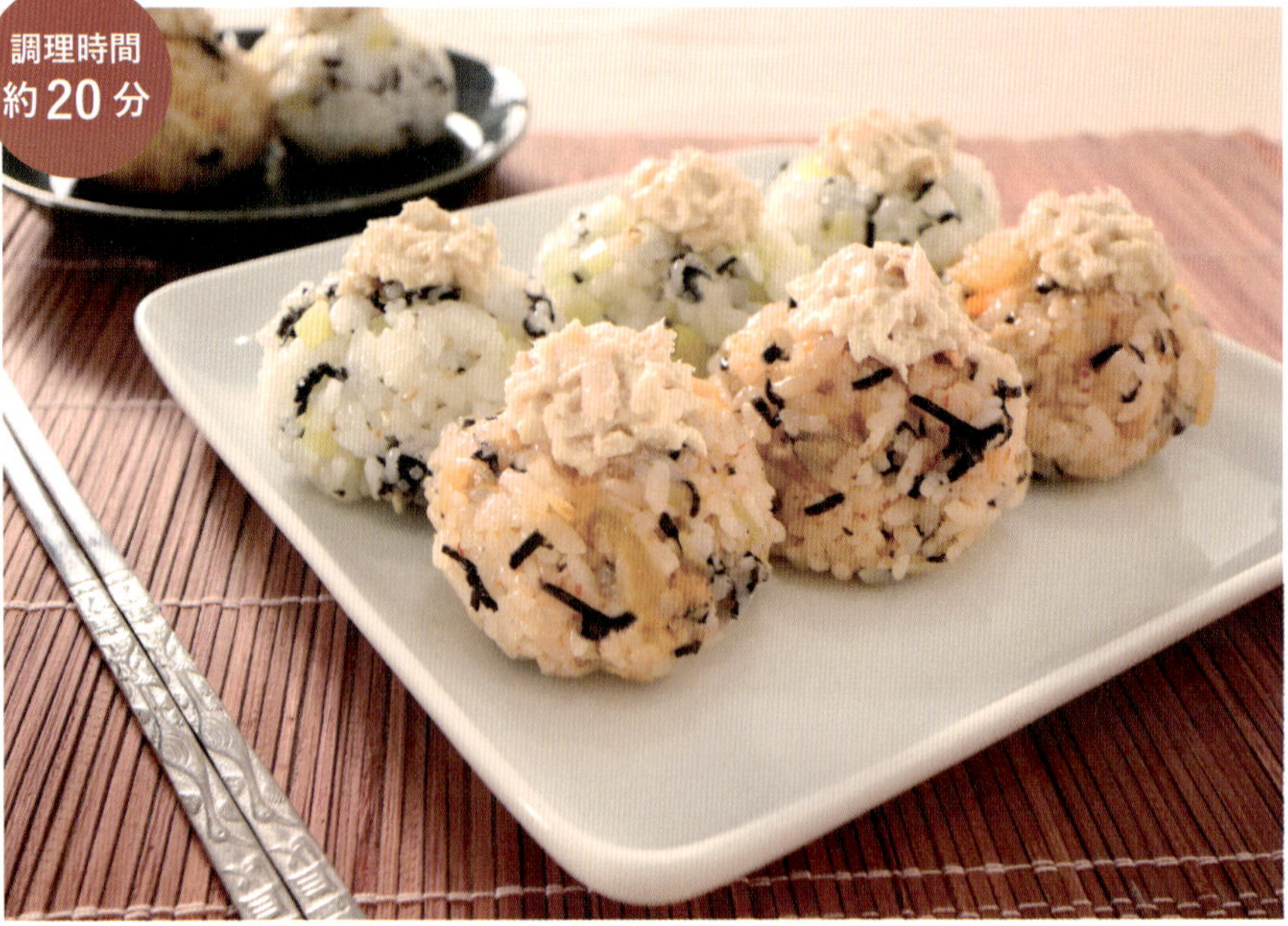

調理時間
約20分

ツナ缶＋ご飯 04

チュモッパ（韓国風おにぎり）

材料（2人分）

キムチ…30g
たくあん…20g

Ⓐ
- きざみのり…5g
- 温かいご飯…400g
- ごま油…小さじ3
- 塩…1g
- 白炒りごま…小さじ2

Ⓑ
- ツナ缶（オイル）…1缶（70g）
- マヨネーズ…大さじ1

つくり方

❶ボウルにⒶを入れ、手早く混ぜます（きざみのりは2～3回に分けて混ぜると混ぜやすいです）。
❷Ⓑのツナの油を軽く切り、マヨネーズを混ぜ合わせ、ツナマヨネーズをつくります。
❸❶を1/2量ずつに分け、片方に細かくきざんだキムチ、もう片方に5㎜角に切ったたくあんを混ぜます。
❹❸をそれぞれ4等分にし、❷の1/16量ずつを中具にして丸め、器に盛ります。
❺おにぎりの上に残りのツナマヨネーズをのせます。

＼Dr.TANAKAのひと言／

小腹が空いたときにたんぱく質チャージ。

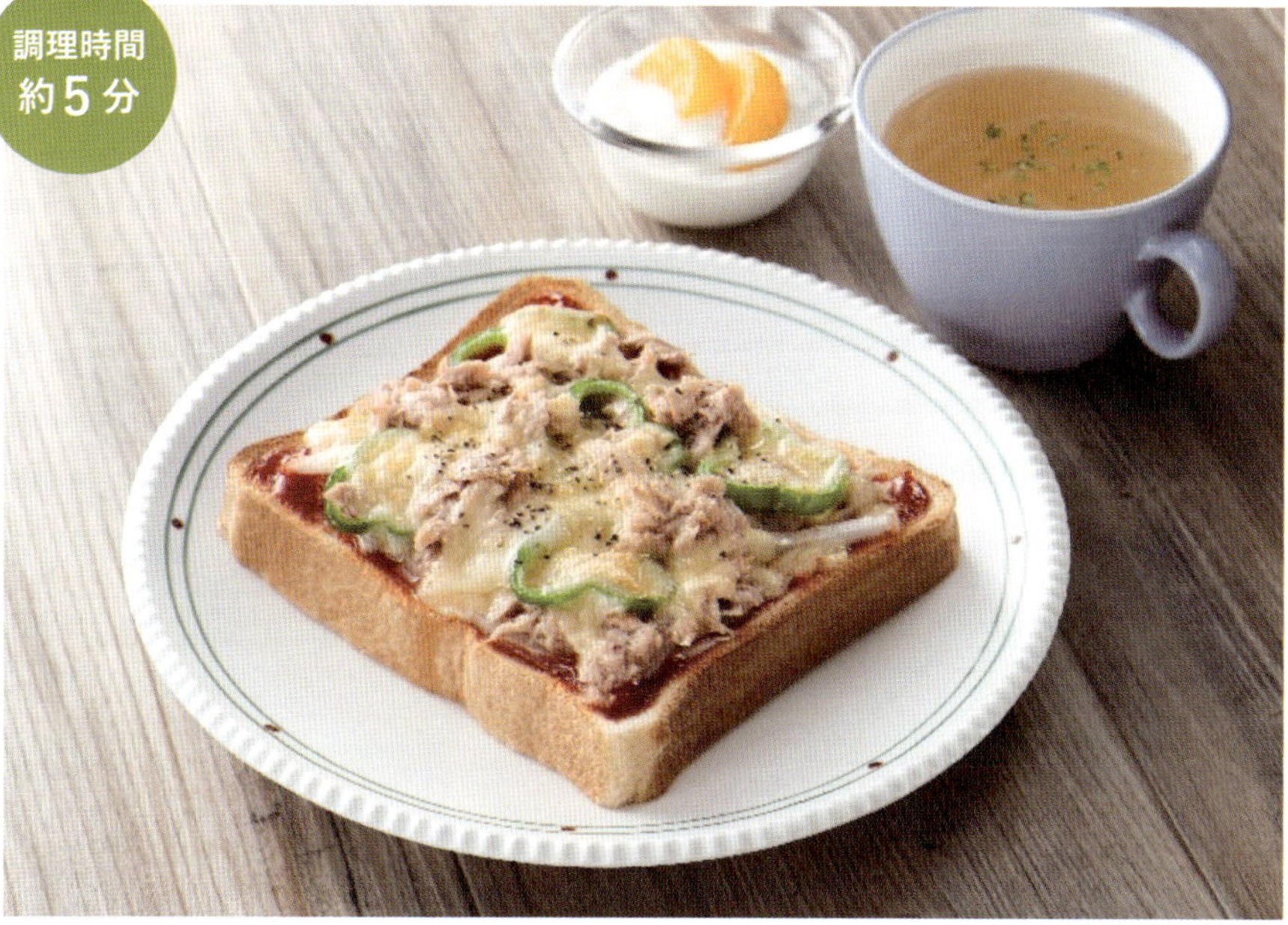

調理時間
約5分

ツナ缶＋パン 01

ツナのピザトースト

材料（1人分）

ツナ缶（オイル）…1缶（70g）
玉ねぎ…中1/6個
ピーマン…中1/2個
食パン（6枚切り）…1枚
トマトケチャップ…大さじ2
ピザ用チーズ…40g
オリーブ油…適量
粗びき黒こしょう…少々

つくり方

❶玉ねぎは薄切り、ピーマンは薄い輪切りにします。
❷食パンに、トマトケチャップをぬり、❶、ツナ、チーズをのせます。オリーブ油をかけオーブントースターでこんがりと焼きます。仕上げに粗びき黒こしょうをふります。

＼ Dr.TANAKAのひと言 ／

忙しい朝でもうれしい。具材をのせてオーブンで焼くだけの一品です。

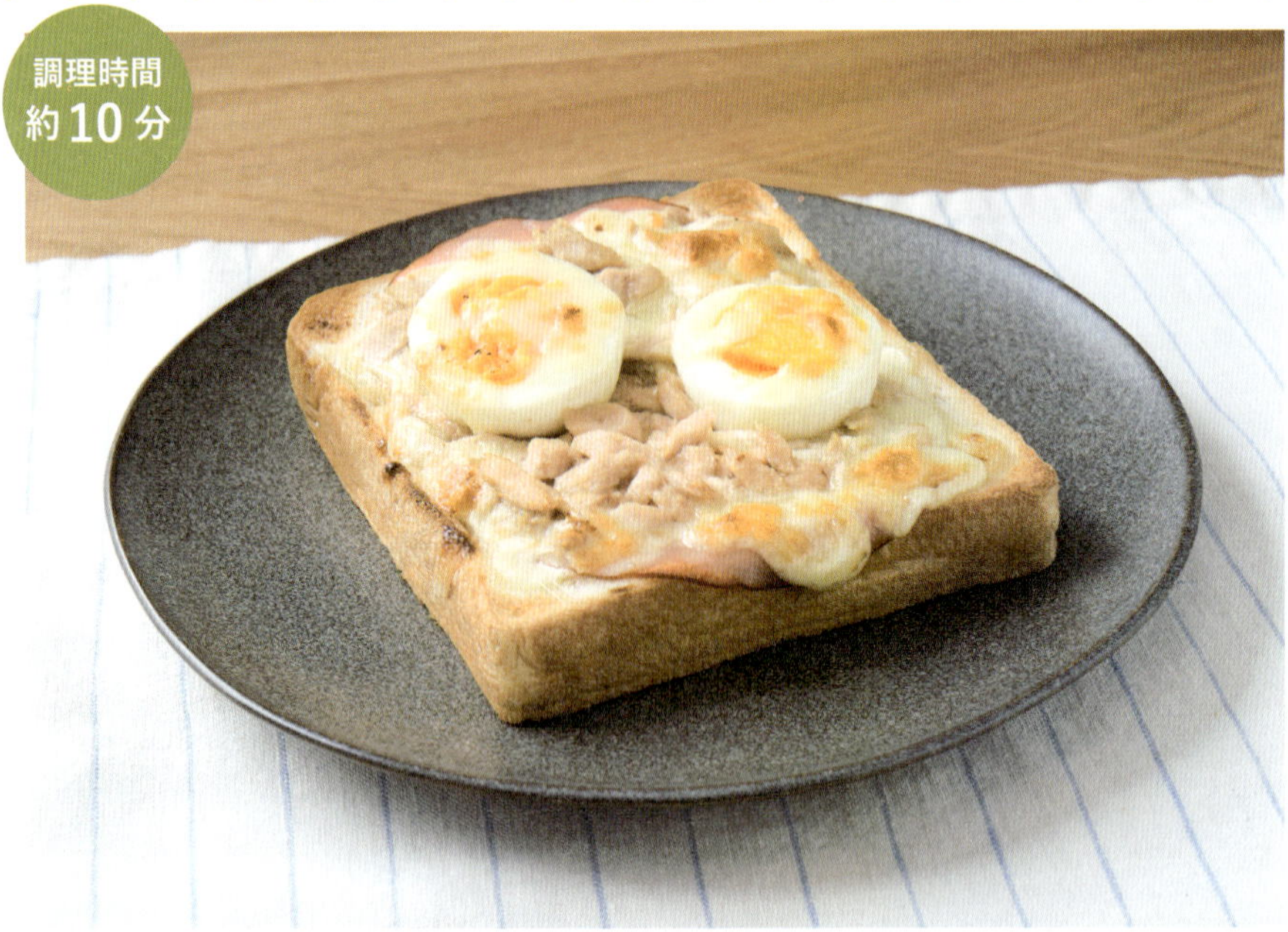

ツナ缶 + パン 02

ツナとハムたまごの朝たんトースト

材料（1人分）

ツナ缶（水煮）…1缶（70g）
食パン（6枚切り）…1枚
マヨネーズ…小さじ2
ピザ用チーズ…大さじ2
スライスハム…2枚
ゆで卵…1個

つくり方

❶食パンにハム、液汁を軽く切ったツナをのせ、マヨネーズを絞ります。
❷半分に切ったゆで卵、ピザ用チーズをのせ、トースターで焼き目がつくまで焼きます。

＼ Dr.TANAKAのひと言 ／

食パンにツナ、ハムやチーズ、卵をのせた、
たんぱく質たっぷりの“朝たん”トーストです。

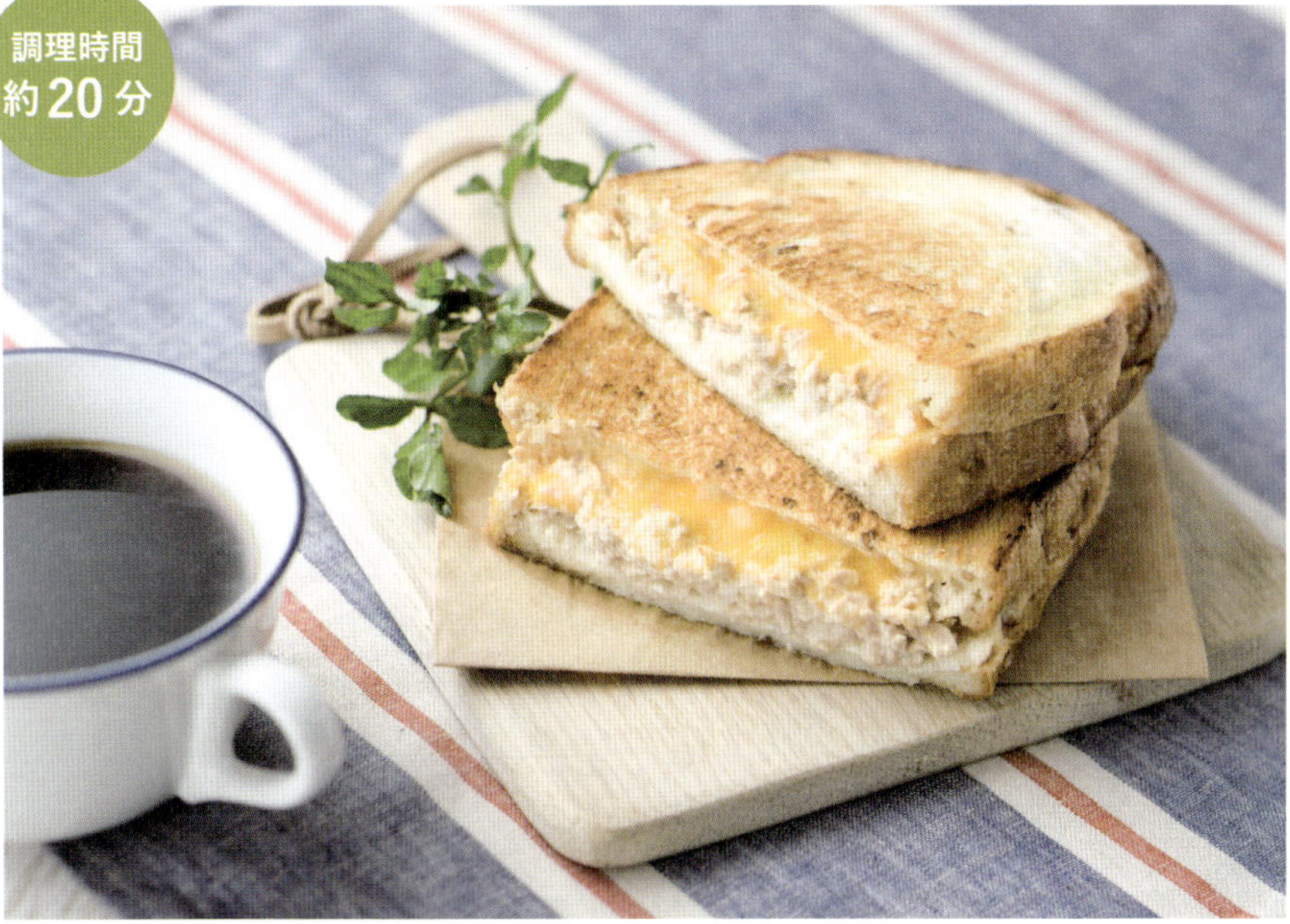

調理時間
約20分

ツナ缶 ＋ パン 03

ツナメルトサンド

材料（1人分）

ツナ缶（水煮）…1缶（70g）
玉ねぎ…1/6個
マヨネーズ…大さじ1
スライスチーズ（とけるタイプ）…1枚
ライ麦パン…2枚
バター…大さじ1

つくり方

❶玉ねぎは粗みじん切りにして水にさらし、水けを切ります。
❷ボウルにツナ（液汁ごと）、❶、マヨネーズを入れてよく混ぜます。
❸❷をパンにのせ、その上にチーズをのせて残りのパンではさみます。
❹フライパンにバターを溶かし、❸を入れ、フライ返しで押し付けながら、焼き色が付くまで両面を焼きます。

＼ Dr.TANAKAのひと言 ／

サクッとしたパン、ツナととろ～りチーズがたまらない
“メルトサンド”です。

調理時間
約20分

※お湯を沸かす時間は除く。

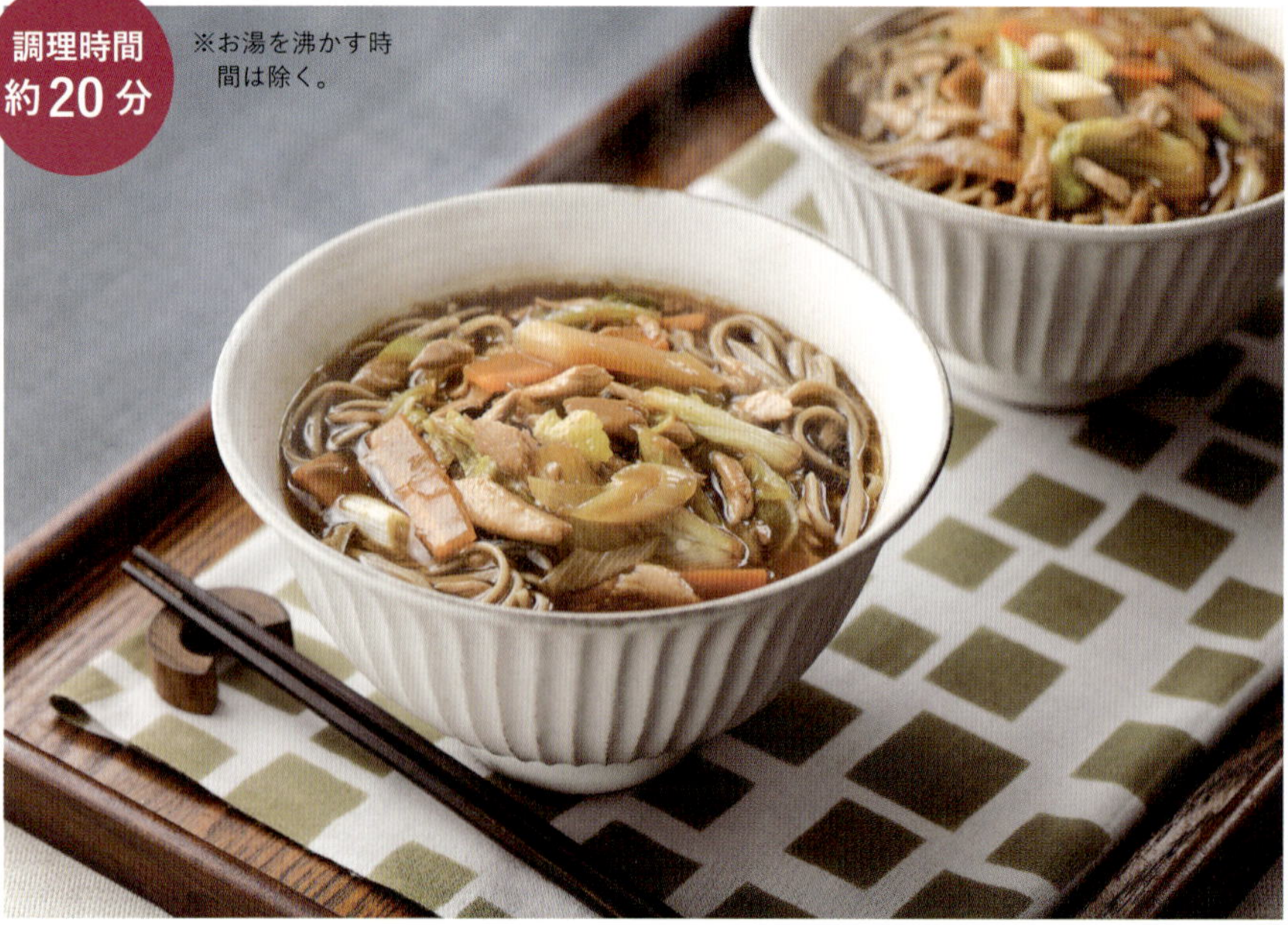

ツナ缶＋麺・パスタ 01

ツナあんかけそば

材料（2人分）

ツナ缶（オイル）…2缶（140g）
白菜…1枚
にんじん…1/6本
長ねぎ…1/2本
水…600mL
酒…大さじ1
ゆでそば…2玉
柚子の皮…適量
Ⓐ みりん…大さじ1と1/2
Ⓐ しょうゆ…大さじ5
Ⓐ 砂糖…小さじ1
Ⓑ 片栗粉…大さじ1
Ⓑ 水…大さじ2

つくり方

❶白菜は5cm幅に切り、軸の部分はせん切りにします。にんじんは5cm長さの短冊切りにします。長ねぎは斜め薄切りにします。
❷鍋にツナ（油ごと）、水、酒を入れて中火にかけ、煮立ったら弱火にし、❶、Ⓐを加えます。
❸野菜に火が通ったら、Ⓑの水溶き片栗粉を回し入れてとろみをつけます。
❹そばを熱湯でさっとゆでて器に盛り、❸をかけ、せん切りにした柚子の皮を添えます。

＼Dr.TANAKAのひと言／

ツナの油がおいしいだしになって、ほっこりまろやかな味です。
年越しそばにもおすすめ！

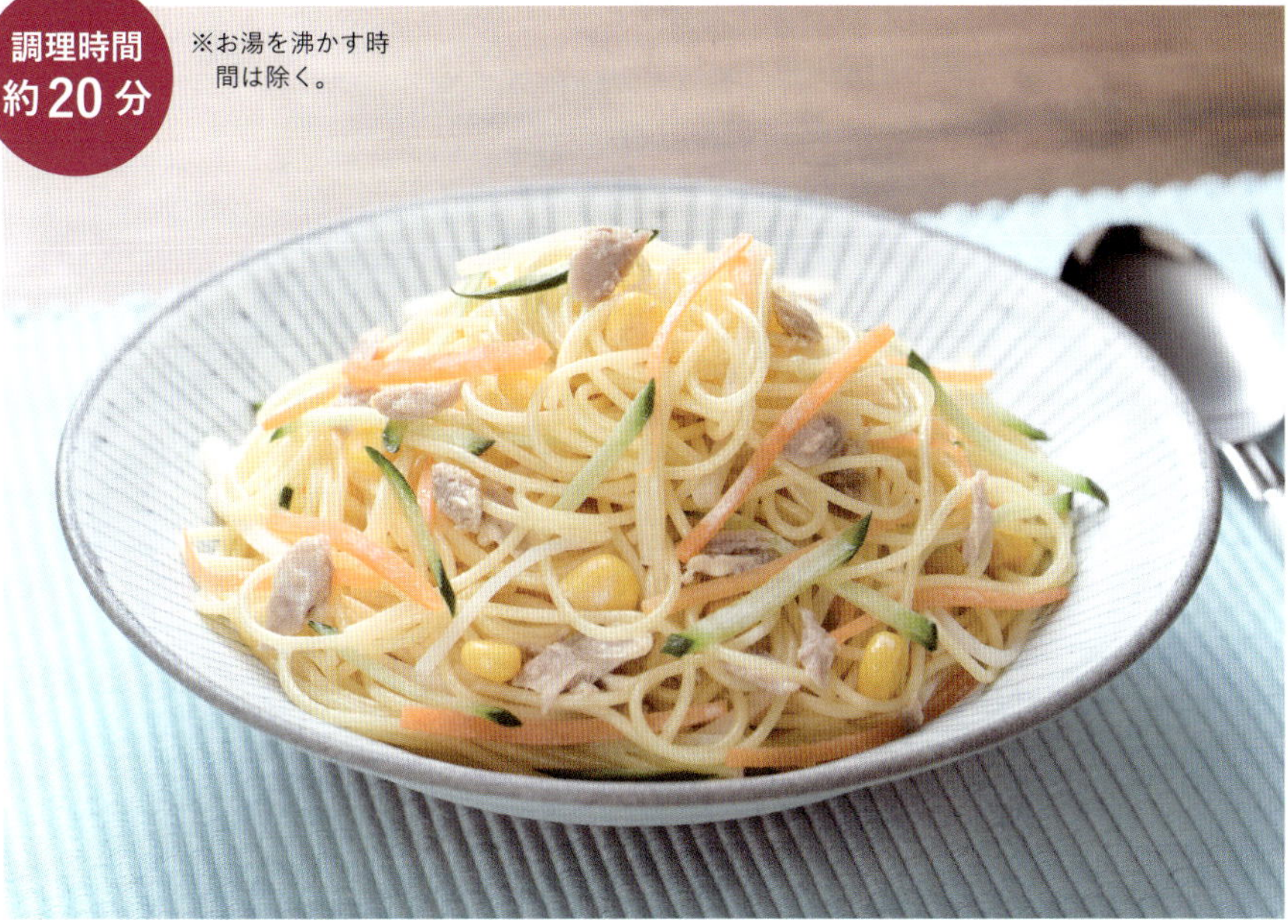

調理時間
約20分

※お湯を沸かす時間は除く。

ツナ缶＋麺・パスタ 02

ツナときまぐれ漁師のサラスパ

材料（2人分）

ツナ缶（オイル）…1缶（70g）
サラダスパゲッティ…100g
コーン缶（190g）…1/4缶
じゃがいも…中1個
にんじん…中1/4本
マヨネーズ…大さじ3
塩、こしょう…少々
きゅうり…適量

つくり方

❶じゃがいもとにんじんは皮をむき、せん切りにします。
❷鍋に湯を沸かし、サラダスパゲッティ、❶を一緒にゆで、ざるにあげて冷水で冷やし水けを切ります。
❸ボウルに❷、油を切ったツナ、汁けを切ったコーン、せん切りにしたきゅうり、マヨネーズを加えて混ぜ合わせます。塩、こしょうで味を調え、器に盛ります。

＼ Dr.TANAKAのひと言 ／

シャキシャキのじゃがいもとにんじんがアクセント！
ツナが野菜をおいしく仕上げます。

調理時間
約15分

※お湯を沸かす時間は除く。

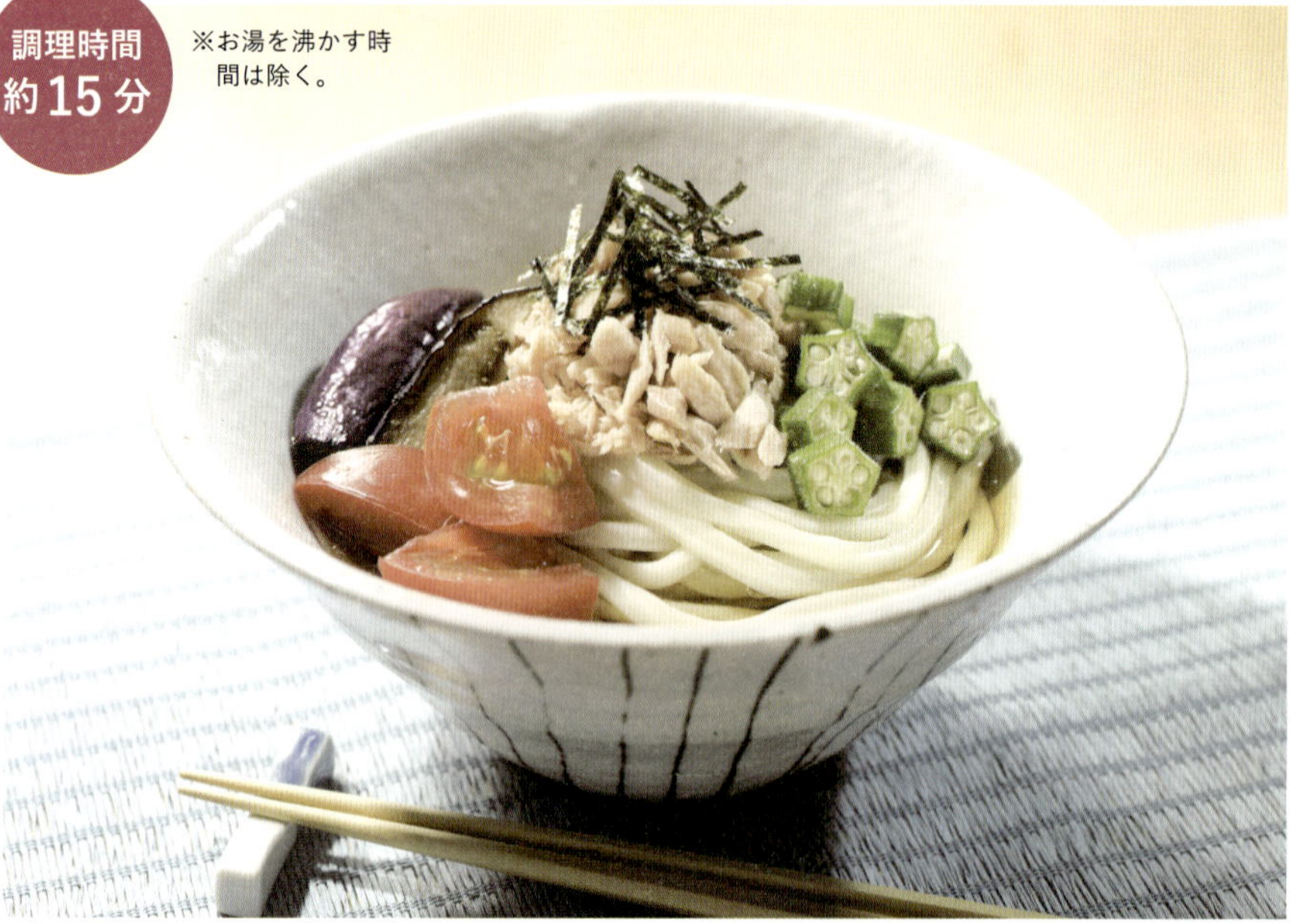

ツナ缶＋麺・パスタ 03

ツナぶっかけうどん

材料（2人分）

ツナ缶（水煮）…1缶（70g）
きざみのり…適量
ゆでうどん…2玉
なす…1本
サラダ油…大さじ4
オクラ…4本
おろししょうが…適量
トマト…中1/2個

Ⓐ
めんつゆ（3倍濃縮）…70mL
水…140mL

つくり方

❶うどんはゆでて水洗いし、水けを切って器に盛ります。
❷なすはへたを切り落として5cm長さの棒状に切り、サラダ油を熱したフライパンで表面をこんがり焼き上げます。
❸オクラは塩少々（分量外）をまぶして板ずりし、熱湯でさっとゆでて冷水に取り冷やします。水けを切り小口切りにします。
❹❶の上に液汁を軽く切ったツナ、❷、❸と乱切りにしたトマトを盛り付けます。
❺Ⓐを混ぜ合わせて❹にかけ、きざみのりを添えます。お好みでおろししょうがを添えてください。

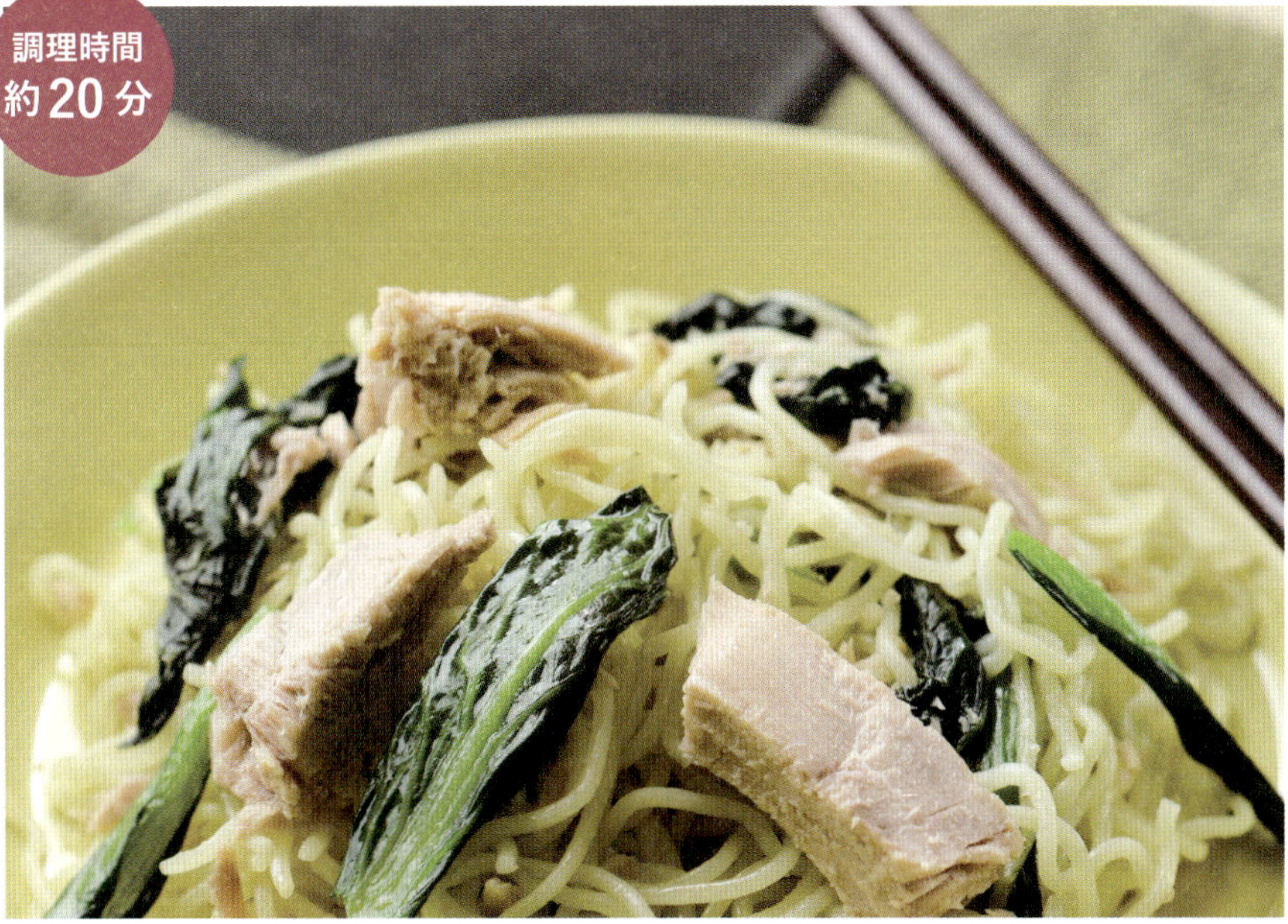

ツナ缶 ＋ 麺・パスタ 04

ツナ塩焼きそば

材料（3人分）

ツナ缶（オイル）…2缶（140g）
小松菜…1束
焼きそば用中華蒸し麺…3玉
鶏がらスープの素（顆粒）
…大さじ1/2
サラダ油…適量
塩…小さじ1/3

つくり方

❶ツナの油を軽く切ります。
❷小松菜は4cm長さに切る。中華蒸し麺は袋の上からもんでほぐしておきます。
❸フライパンにサラダ油を熱し、強火で小松菜を炒める。油がまわったら中火にして、ツナ、中華蒸し麺を加えて炒めます。
❹全体が混ざったら、鶏がらスープの素、塩を加えて味を調えます。

＼ Dr.TANAKAのひと言 ／

具材は大きめのツナと小松菜だけ。
シンプルだからこそ、素材のおいしさが引き立ちます！

調理時間
約14分

※お湯を沸かす時間は除く。

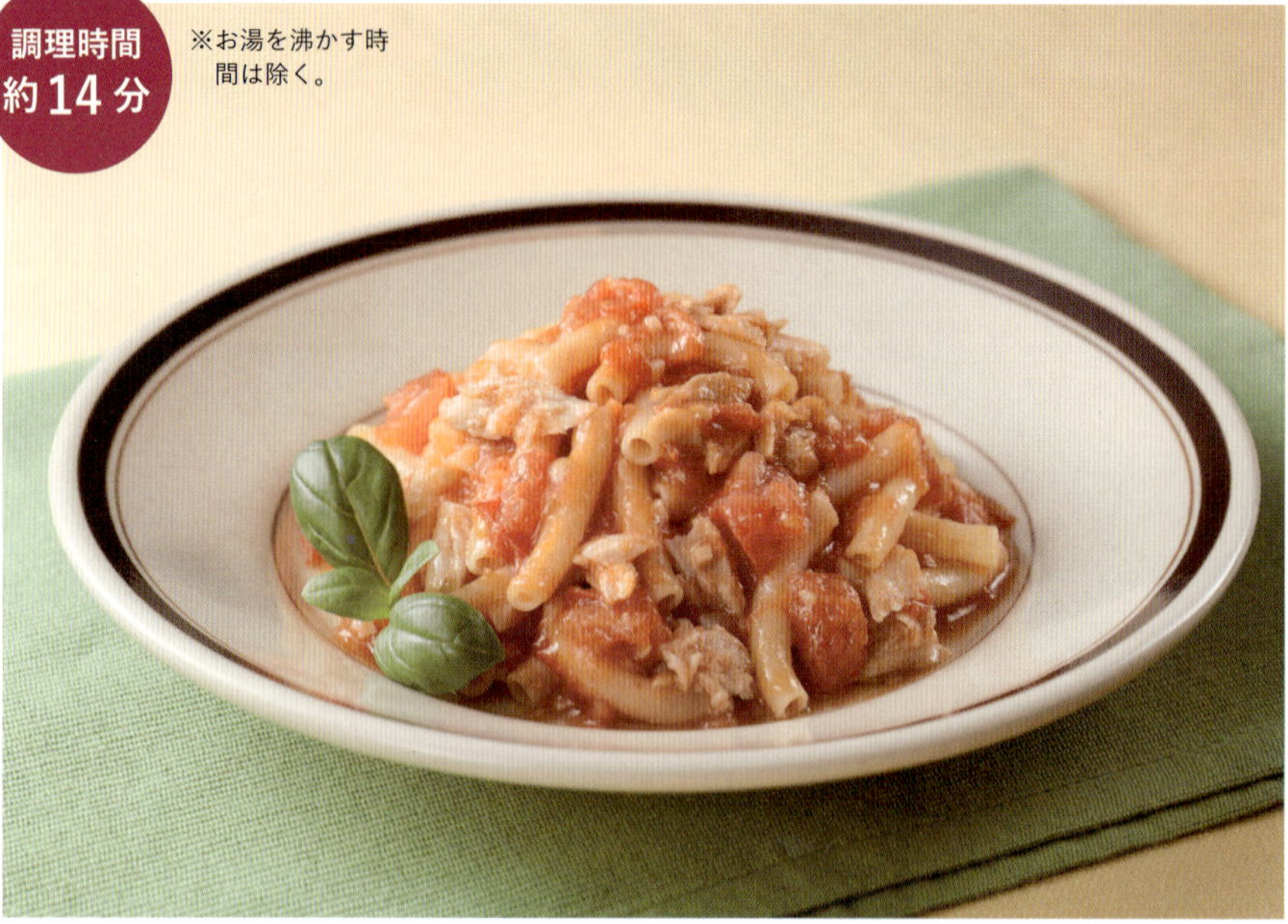

ツナ缶＋麺・パスタ 05

トマトたっぷりマカロニ

材料（2人分）

マカロニ…80g
ツナ缶（オイル）…1缶（70g）
トマト…中2個
にんにく…1片
塩…小さじ1
砂糖…小さじ1
オリーブ油…大さじ2
バジル（生）…適量

＼Dr.TANAKAのひと言／

ツナがアクセント！
トマトたっぷりの
温かいマカロニメニューです！

つくり方

❶鍋に湯を沸かし、マカロニを袋の表示時間通りにゆで、ざるにあげます。
❷トマトは1㎝角に切り、にんにくはみじん切りにします。
❸トマトに塩、砂糖をふりよく混ぜます。
❹フライパンにオリーブ油、にんにくを入れて弱火にかけ、にんにくの香りがたったら油を軽く切ったツナ、❸を加え、トマトが崩れてソース状になるまで中火で炒めます。
❺ゆでたマカロニを加えて1分ほど煮て、お好みで塩（分量外）で味をととのえ器に盛り、バジルを添えます。

調理時間
約20分

※お湯を沸かす時間は除く。

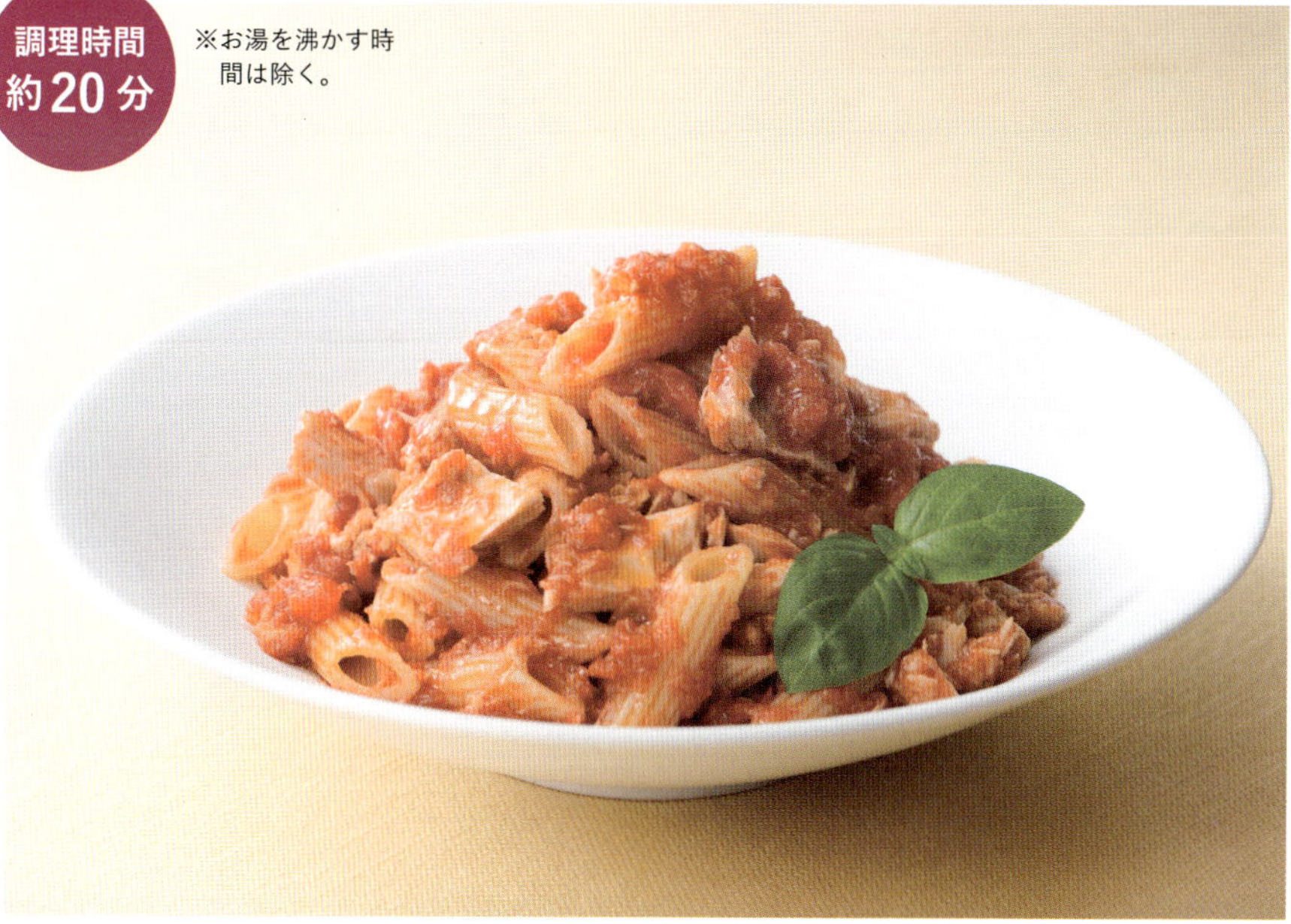

ツナ缶 + 麺・パスタ 06

ツナのペンネアラビアータ

材料（2人分）

ペンネ…80g
ツナ缶（オイル）…2缶（140g）
にんにく…1/2片
赤唐辛子…1/2本
オリーブ油…大さじ1
トマトホール缶詰（400g）…1/2缶
塩…少々
バジル（生）…適量

つくり方

❶にんにくはみじん切り、赤唐辛子は細かく輪切りにします。
❷ペンネはゆでて湯を切っておきます。
❸フライパンにオリーブ油、❶を入れ炒め、香りが出たらトマトホールを加えて混ぜ合わせます。ツナ（油ごと）を加え、少し煮つめ、塩で味をととのえます。
❹❸に❷を加えソースをからめ、器に盛り、バジルを添えます。

＼Dr.TANAKAのひと言／

食欲が増進するにんにくと赤唐辛子がきいたペンネです。

調理時間
約15分

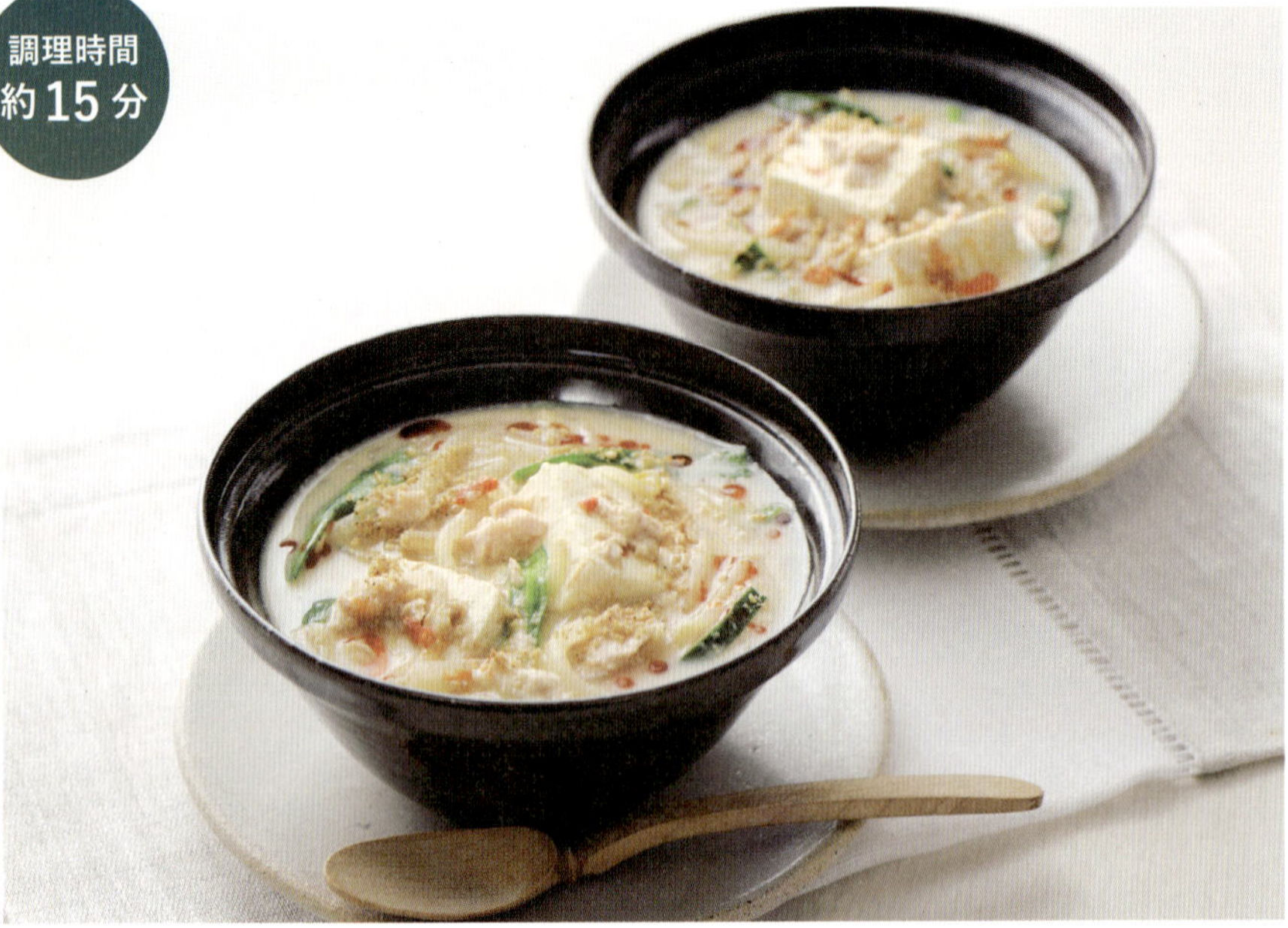

ツナ缶 + 汁物・スープ 01

ツナでボリューム◎担々風スープ

材料（2人分）

ツナ缶（水煮）…1缶（70g）
木綿豆腐…1/2丁
にら…1/2束
もやし…1袋
豆乳…300mL
白すりごま…大さじ2
ラー油…適量（小さじ1）

Ⓐ
オイスターソース…大さじ1
みそ…大さじ1
豆板醤…小さじ1
しょうゆ…小さじ1
水…300mL
にんにく（みじん切り）…1片
しょうが（みじん切り）…1片

つくり方

❶豆腐は6等分、にらは4～5cm長さに切ります。Ⓐは混ぜ合わせておきます。
❷フライパンにもやし、豆腐、ツナ（液汁ごと）、にらを入れてⒶをかけ、フタをして中火にかけます。
❸❷が煮立ったら弱火にし、もやしに火が通ったら豆乳を加えて温めます。
❹器に盛り、白すりごま、ラー油をかけます。

＼ Dr.TANAKAのひと言 ／

ヘルシーなのにコクのある
がっつりピリ辛スープ！

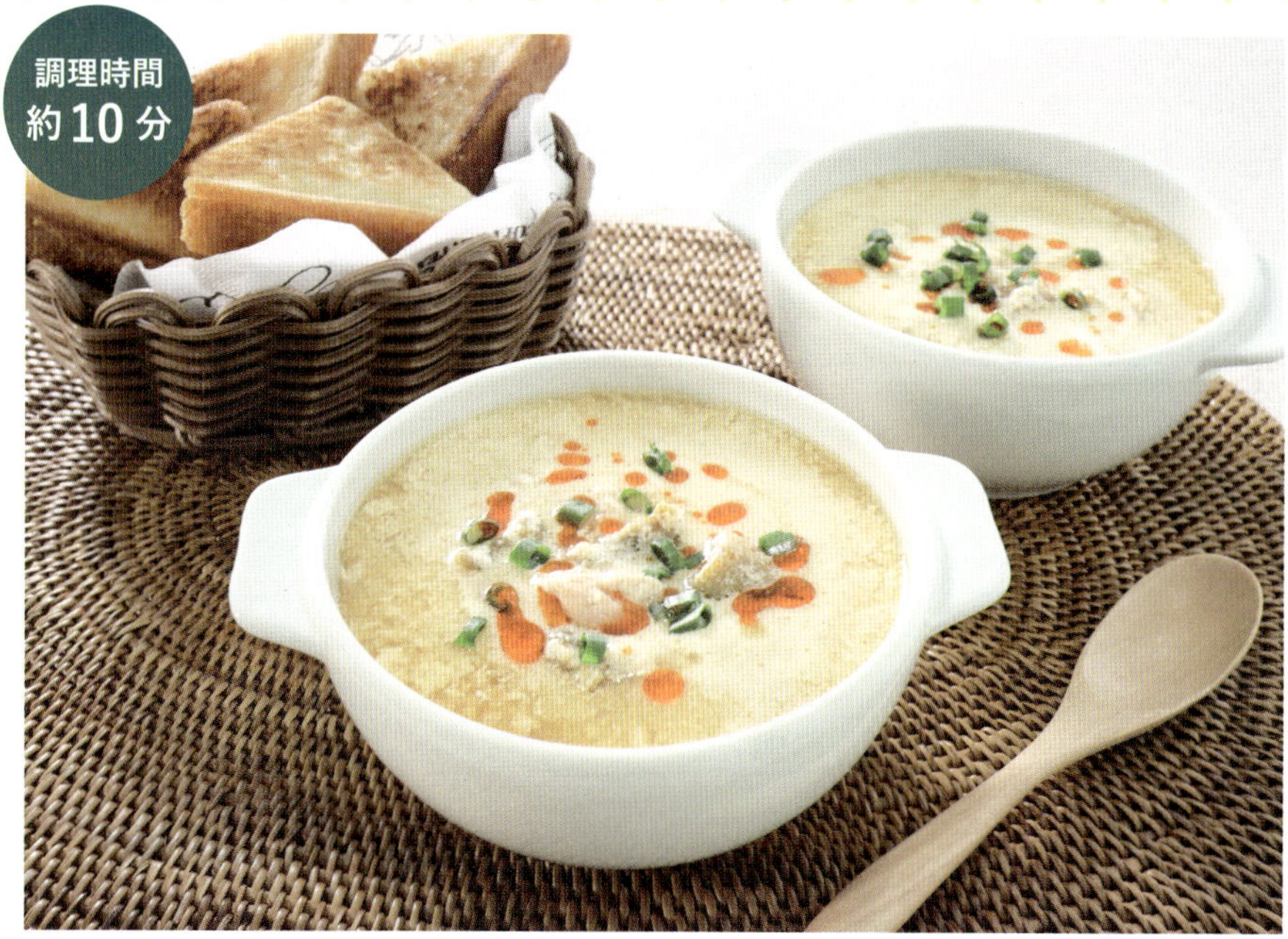

ツナ缶 ＋ 汁物・スープ 02

鹹豆漿（シェントウジャン）～ツナを使った台湾風豆乳スープ～

材料（2人分）

ツナ缶（水煮）…1缶（70g）
無調整豆乳…200mL
ザーサイ…10g
小ねぎ（小口切り）…適量
ラー油…小さじ1
揚げパン…適宜

Ⓐ
- 黒酢…大さじ1
- しょうゆ…小さじ1
- ごま油…小さじ1

つくり方

❶ボウルにⒶを入れ混ぜ合わせ、さらにツナ、きざんだザーサイを入れ混ぜ合わせます。
❷豆乳を沸騰直前まで温め、❶に注ぎ混ぜ合わせます。
❸器2つに❷を注ぎ分け、小ねぎをトッピングし、ラー油を回しかけます。お好みで揚げパンにつけていただきます。

＼Dr.TANAKAのひと言／

豆乳と黒酢でつくる簡単スープ。
体が温まり、1日の始まりにぴったりです！

調理時間
約25分

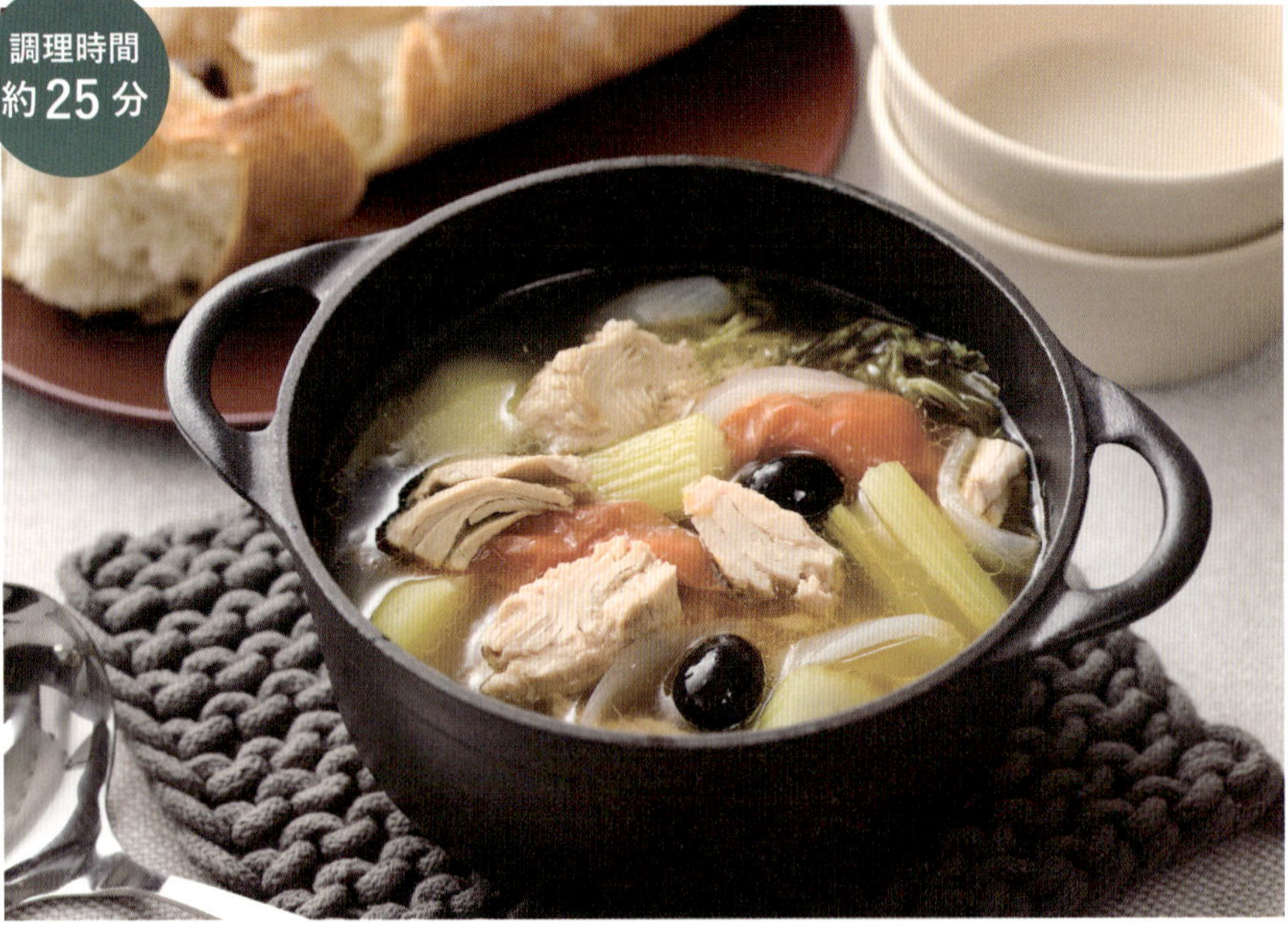

ツナ缶 + 汁物・スープ 03

ツナブイヤベース

材料（2人分）

ツナ缶（オイル）…2缶（140g）
トマト…中1個
セロリ…1本
じゃがいも…中1個
玉ねぎ…中1/2個
塩、こしょう…各少々

Ⓐ
ブラックオリーブ…5個
ローリエ…1枚
白ワイン…大さじ2
水…600mL

つくり方

❶トマトは縦6等分のくし形切りにします。セロリは筋を取り、5cm長さのざく切りにします。
❷じゃがいもは6等分に切ります。玉ねぎは繊維に沿って1cm厚さに切ります。
❸鍋に、❶、❷、ツナ（油ごと）、Ⓐを入れて中火にかけ、煮立ったら弱火にし、野菜に火が通るまで10～15分煮ます。
❹仕上げに、塩、こしょうで味をととのえます。

＼ Dr.TANAKAのひと言 ／

ツナを使えば、わずか10分の煮込み時間で、
だしが行きわたったブイヤベースの完成です！

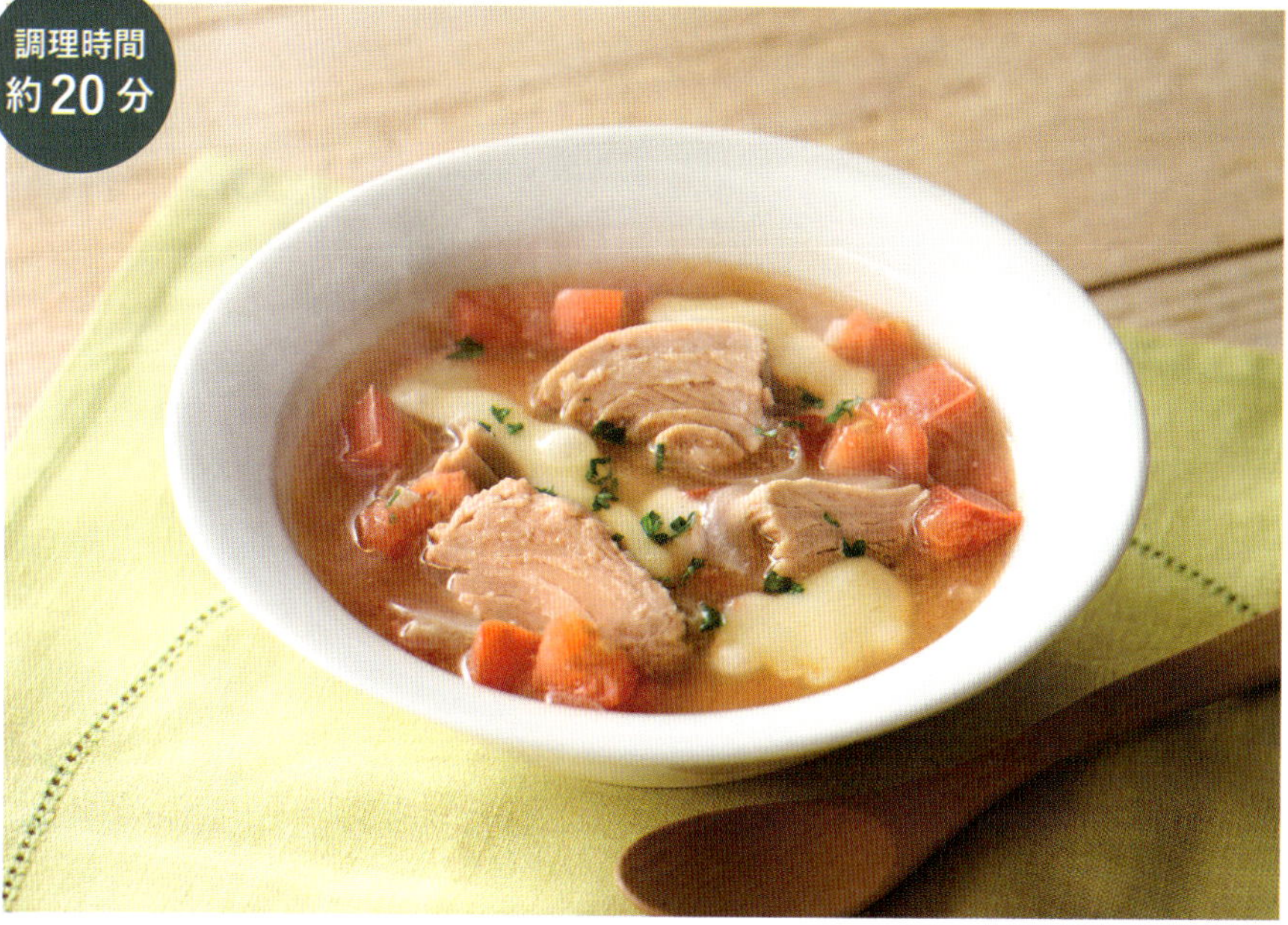

調理時間
約20分

ツナ缶 + 汁物・スープ 04

ツナとトマトの具沢山チーズおみそ汁

材料（2人分）

ツナ缶（オイル）…2缶（140g）
赤パプリカ…大1/2個
トマト…中1個
玉ねぎ…中1/4個
にんにく…1/2片
水…300mL
みそ…大さじ1強
スライスチーズ…2枚
パセリ（みじん切り）…大さじ1

つくり方

❶赤パプリカは種を取り1cm角に切ります。トマトも1cm角に切り、玉ねぎは薄切りにします。にんにくはみじん切りにします。
❷鍋にツナ缶の油、にんにく、玉ねぎ、赤パプリカを入れて中火にかけ、玉ねぎがしんなりするまで炒めます。
❸❷にトマトを加えてさらに約1分炒め、ツナ、水を加えます。
❹沸騰したらみそを溶き入れひと煮立ちさせ、スライスチーズをのせ、火を止めます。
❺器に盛り、パセリをかけます。

＼ Dr.TANAKAのひと言 ／

ツナの旨みでだし要らず！
トマトの酸味ととろけるチーズがみそ汁に好相性。

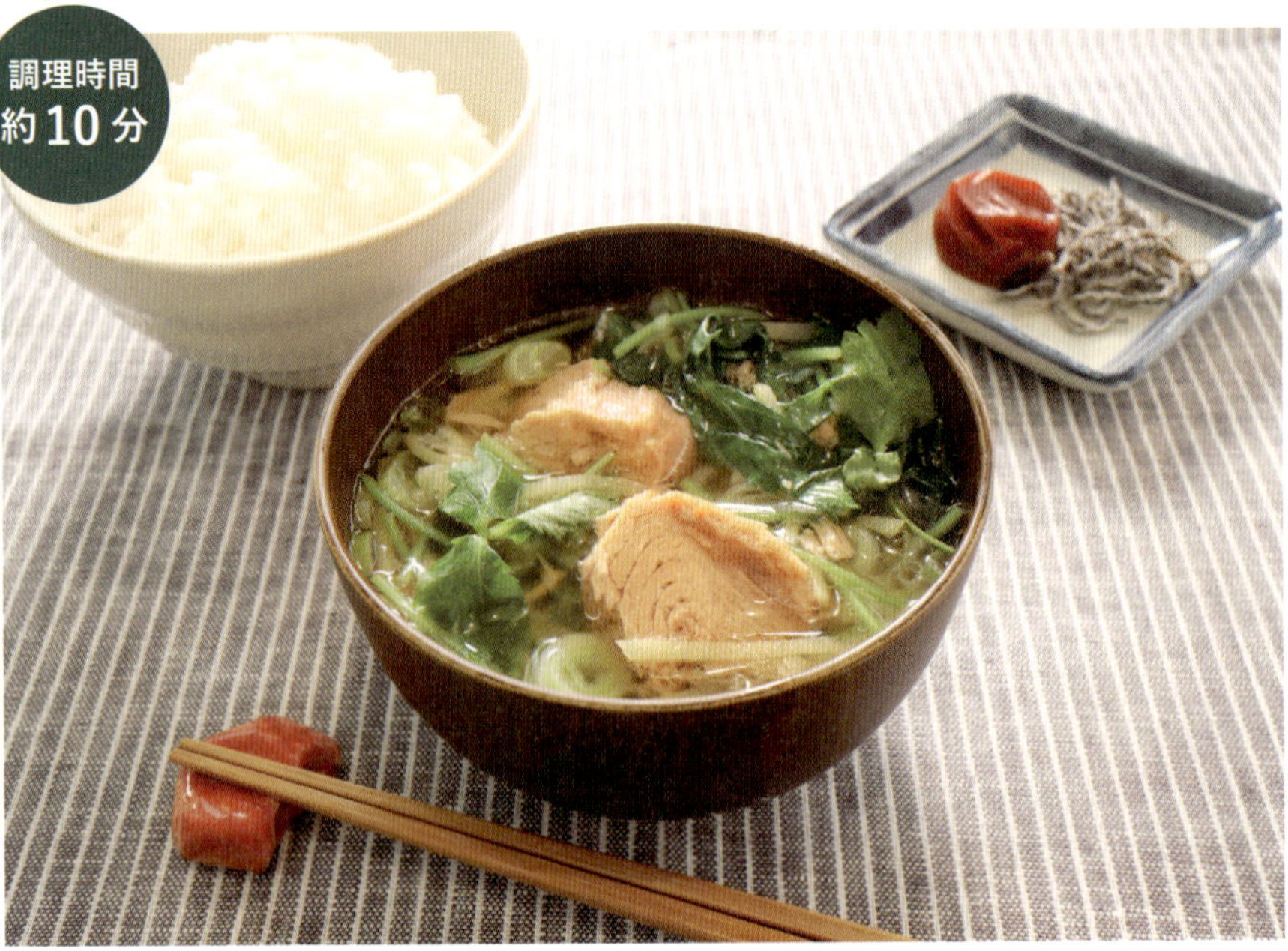

調理時間
約10分

ツナ缶 + 汁物・スープ 05

ツナとしょうがのおみそ汁

材料（2人分）

ツナ缶（オイル）…2缶（140g）
しょうが（せん切り）…2片
長ねぎ（小口切り）…40g
水…300mL
みそ（お好みのもの）…小さじ2
糸三つ葉…1束

つくり方

❶鍋にツナの油、しょうが、長ねぎを入れて火にかけ、中火で2分炒めます。

❷❶に水、ツナの身を入れ、煮立ったら火を止め、みそを溶き入れます。

❸❷に2㎝ほどの長さに切った糸三つ葉を入れてひと混ぜし、器に盛ります。

＼ Dr.TANAKAのひと言 ／

爽やかな風味を持つ三つ葉と体を温めるしょうがの組み合わせは◎。
冬の寒い朝にぜひ一杯！

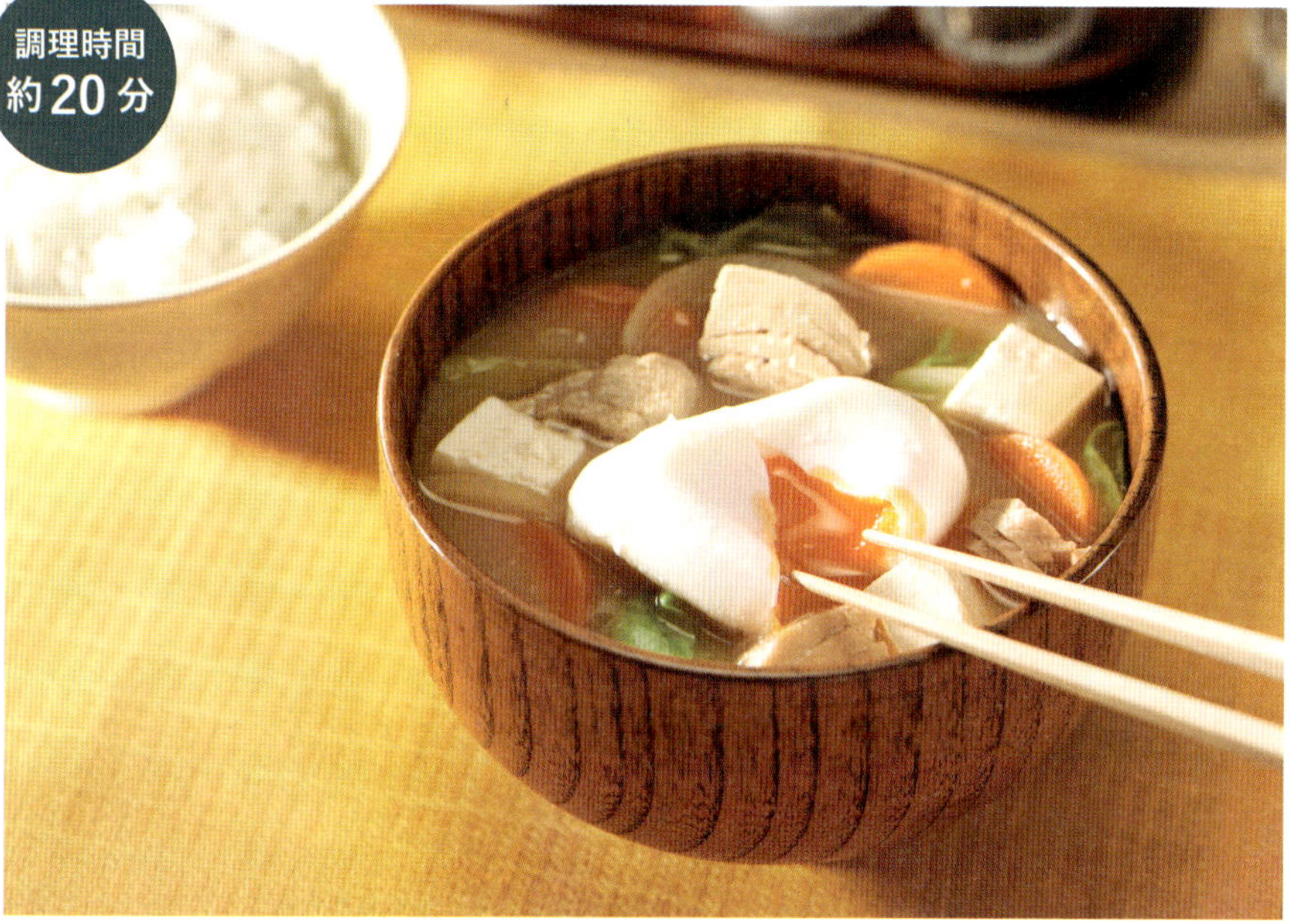

調理時間
約20分

ツナ缶＋汁物・スープ 06

ツナの旨みまるごとおみそ汁

材料（2人分）

ツナ缶（オイル）…2缶（140g）
玉ねぎ…中1/4個
キャベツ…60g
にんじん…中1/4本
木綿豆腐…1/4丁
水…300mL
みそ（お好みのもの）…大さじ1～2
卵…2個

※みその量はお好みで調整してください。
※水煮のツナ缶を使ってもつくることができます。その場合は、サラダ油を適量入れて野菜を炒めてください。

つくり方

❶玉ねぎは薄切り、にんじんは5㎜幅の半月切り、キャベツはざく切りにします。豆腐は食べやすい大きさに切ります。
❷鍋に玉ねぎ、にんじん、ツナの油を入れて火にかけ、玉ねぎがしんなりするまで炒めます。
❸❷にキャベツを加え、全体に油が回ったら水を加え、野菜が柔らかくなるまで煮ます。
❹豆腐とツナの身を入れ、ひと煮立ちさせてみそを溶き入れ、卵を割り落とします。
❺卵をお好みの固さになるまで煮て、器に盛ります。

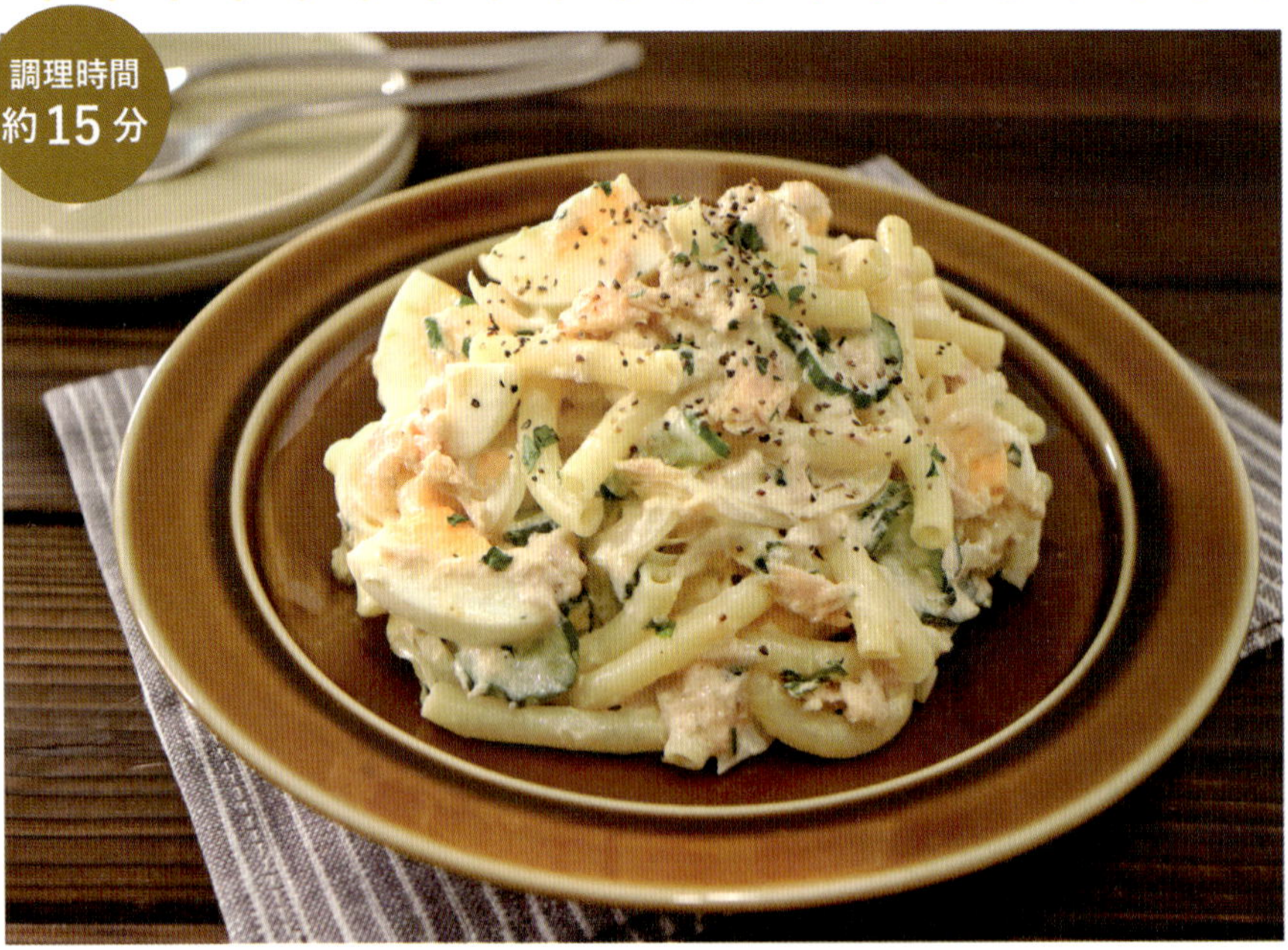

調理時間
約15分

ツナ缶＋サラダ 01

ツナとたまごのマカロニサラダ

材料（2人分）

マカロニ…30g
ツナ缶（オイル）…1缶（70g）
玉ねぎ…中1/4個
きゅうり…1/2本
塩（塩もみ用）…小さじ1/2弱
ゆで卵…1個

Ⓐ
マヨネーズ…大さじ2
塩、こしょう…各適量
砂糖…小さじ1/2
パセリ（みじん切り）…適量

粗びき黒こしょう…適宜

つくり方

❶マカロニはゆでて湯を切り、冷水でしめてからよく水けを切ります。
❷玉ねぎは薄切り、きゅうりは輪切りにしてボウルに入れ、塩をふり塩もみして水洗いし、水けをしぼります。
❸ボウルにⒶを混ぜ、❶、❷、角切りにしたゆで卵、油を軽く切ったツナを加えて混ぜ、器に盛ります。お好みで粗びき黒こしょうをかけます。

＼ Dr.TANAKAのひと言 ／

ツナと大きめにカットしたゆで卵が入った、
たんぱく質たっぷりのサラダです。

調理時間
約25分

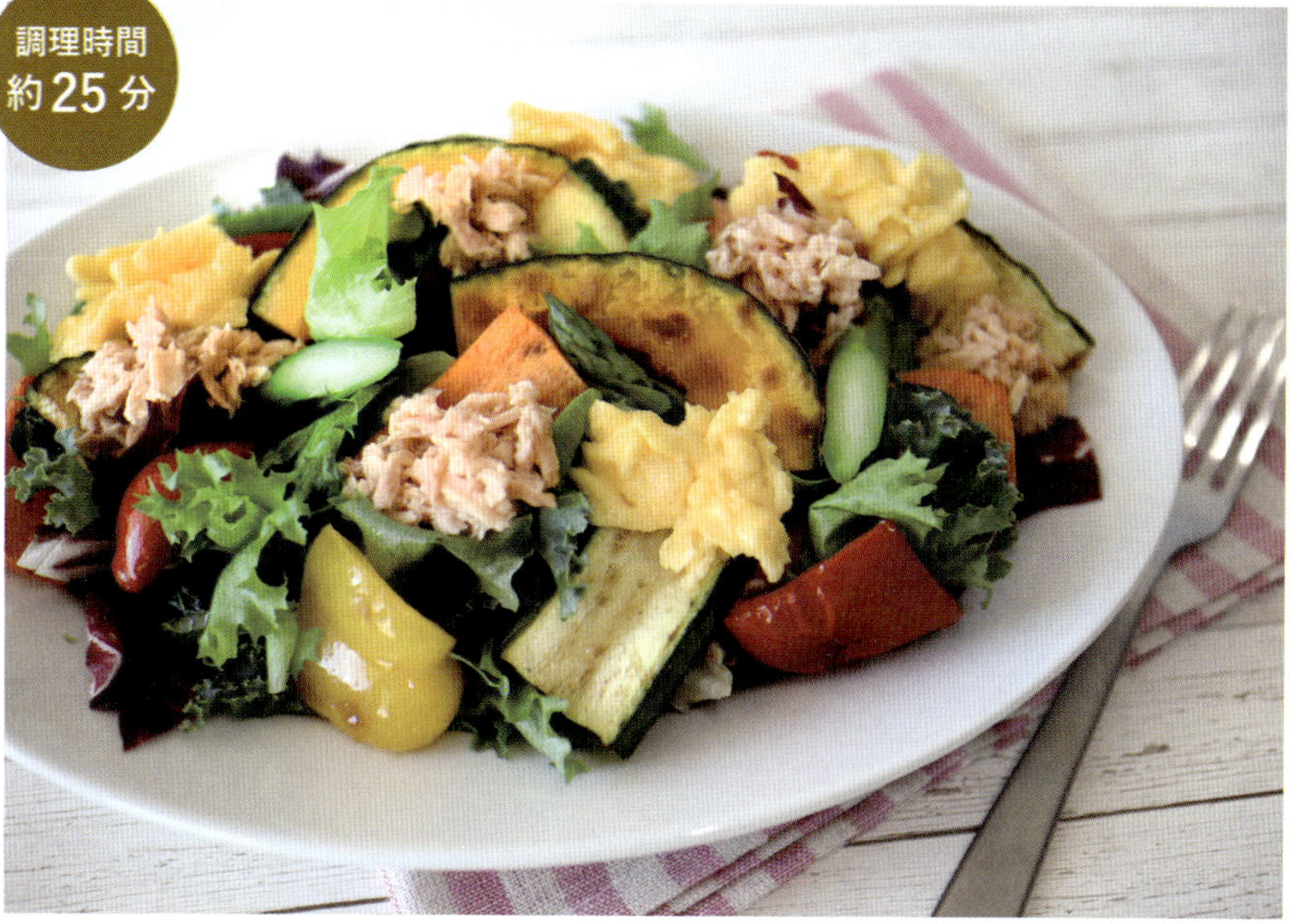

ツナ缶 ＋ サラダ 02

ツナとグリル野菜のサラダ

材料（1人分）

ツナ缶（水煮）…1缶（70g）
フリルレタス…1枚
ケール…20g
紫キャベツ（またはトレビス）…20g
パプリカ（赤・黄）…各30g
にんじん…20g
ズッキーニ…1/3本
グリーンアスパラガス…1本
かぼちゃ…30g
卵…1個
オリーブ油…大さじ1と1/2
塩、こしょう…各適量
お好みのドレッシング…適量

つくり方

❶レタスはひと口大にちぎり、ケールは1cm幅に、紫キャベツはざく切りにします。
❷パプリカは約3cm角に切り、にんじんは拍子切り、ズッキーニは縦に5mm幅の薄切り、アスパラガスは根元を切り落とし皮をむき4等分に、かぼちゃは薄くスライスします。
❸フライパンにオリーブ油を入れ、❷を焼き色がつくまで焼き、塩、こしょうをふり、取り出します。
❹❸のフライパンでスクランブルエッグをつくります。
❺器に❶を盛り、❸❹を並べます。
❻ツナの身をバランスよく並べ、お好みのドレッシングをかけます。

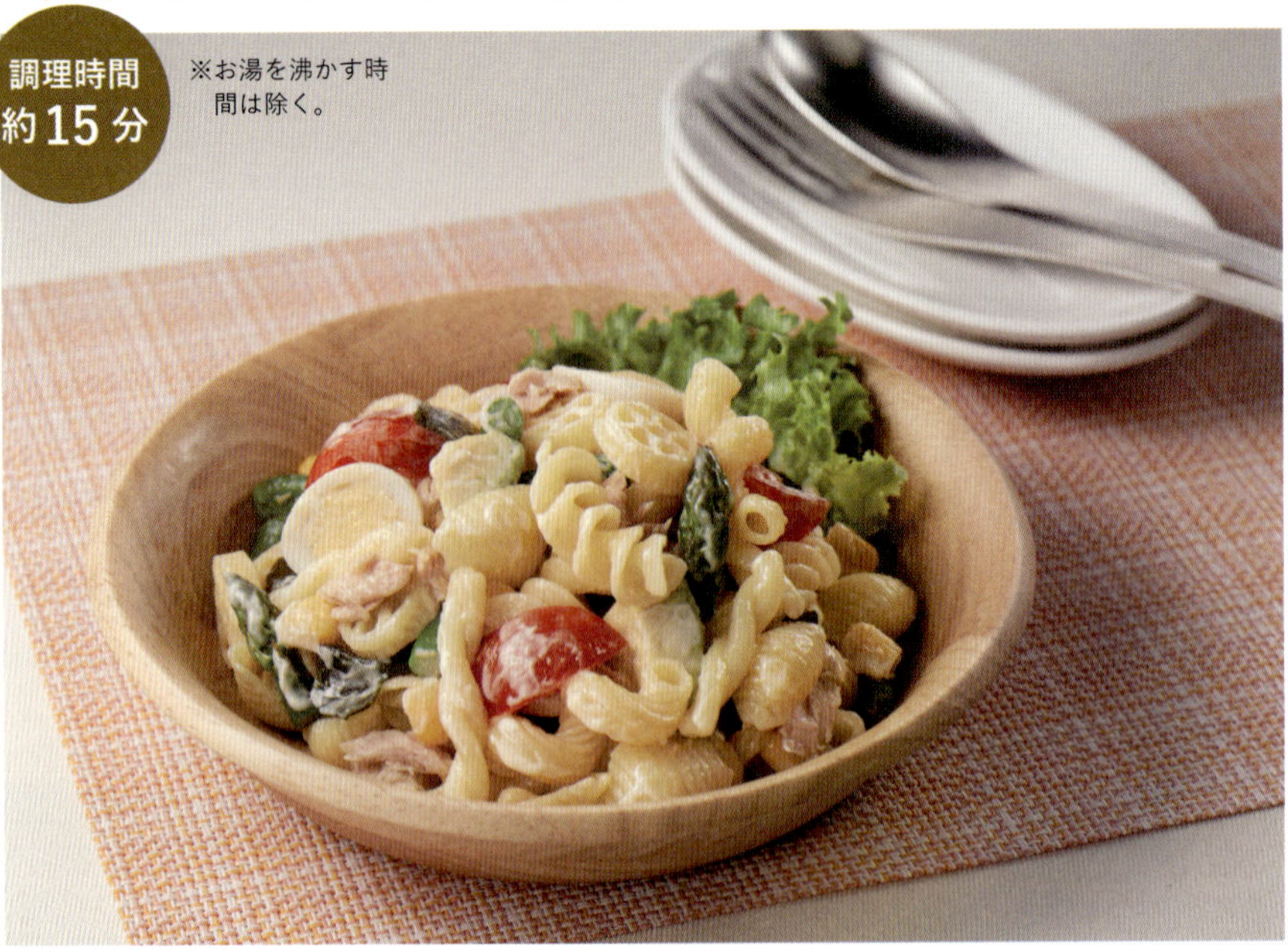

調理時間
約 15 分

※お湯を沸かす時間は除く。

ツナ缶 + サラダ 03

ツナと彩り野菜のチョップドサラダ

材料（2 人分）

マカロニ…40g
ツナ缶（オイル）…1 缶（70g）
コーン缶…1/2 缶（60g）
うずらの卵…4 個
グリーンアスパラガス…3 本
さやいんげん…50g
ミニトマト…6 個
アボカド…1/2 個
わかめ（乾）…1g
マヨネーズ…大さじ 2
塩、こしょう…各適量

つくり方

❶沸騰したお湯にマカロニを入れ、ゆであがり 1 分前になったらグリーンアスパラガス、さやいんげんを入れます。ゆであがったら湯を切り、冷水でしめてから水けを切ります。

❷グリーンアスパラガス、さやいんげん、ミニトマト、アボカドは小さく切り、うずらの卵は半分に切り、わかめ（乾）は水で戻し小さく切ります。

❸❶、❷、油を切ったツナ、汁けを切ったコーン缶を混ぜ合わせマヨネーズであえ、塩、こしょうで味をととのえ器に盛ります。

調理時間
約15分

※お湯を沸かす時間は除く。

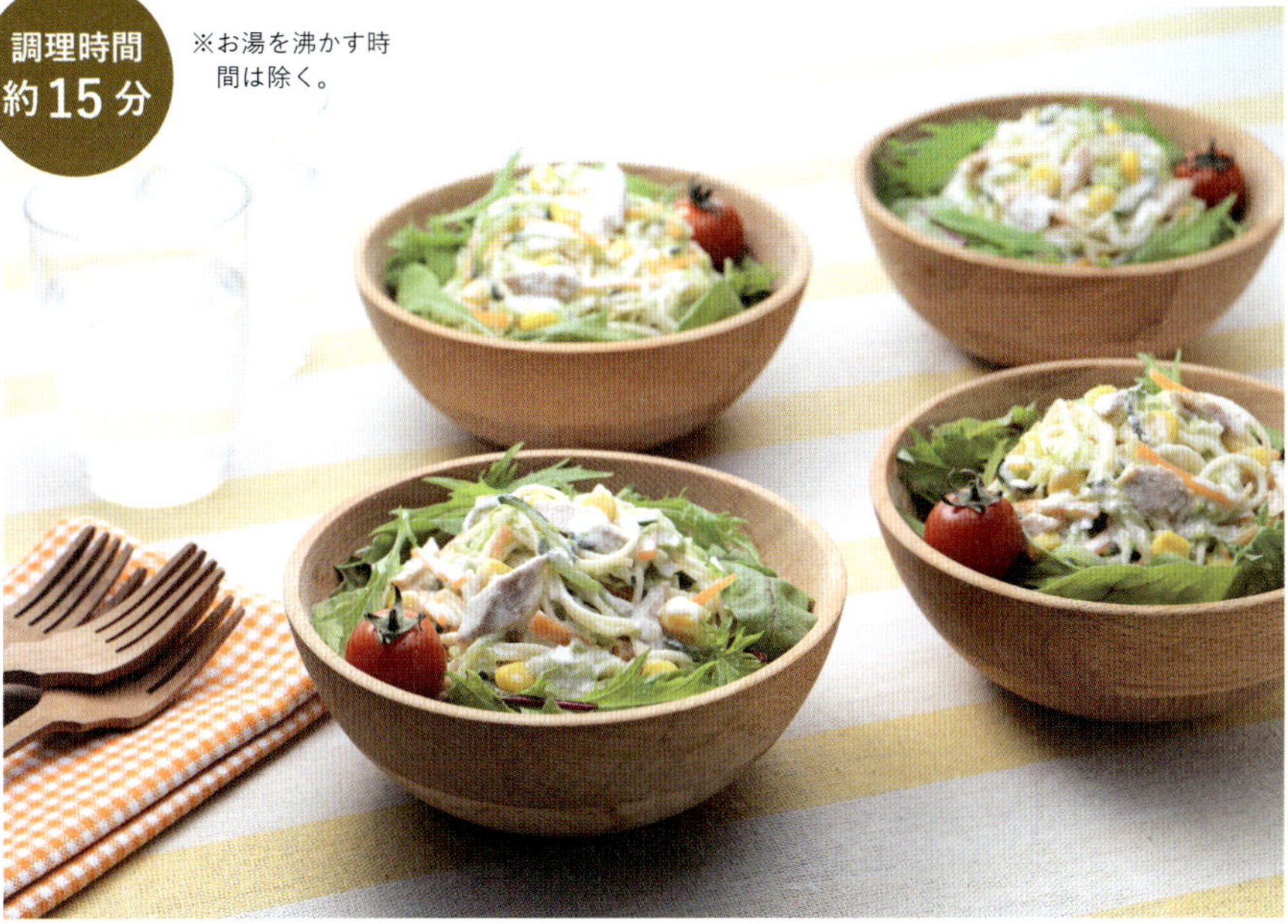

ツナ缶 + サラダ 04

ツナのコールスローサラダパスタ

材料（4人分）

ツナ缶（オイル）…1缶（70g）
コーン缶…10g
サラダスパゲッティ…100g
キャベツ…中3枚
にんじん…中1/4本
きゅうり…1/2本
玉ねぎ…中1/8個
市販のコールスロードレッシング
…大さじ6
ベビーリーフ…適量

つくり方

❶キャベツ、にんじん、きゅうりを3cm長さのせん切りにし、塩（分量外・小さじ1/2）でもんだ後、水けを切ります。
❷サラダスパゲッティをゆでて湯を切り、冷水でしめてから水けを切って❶と合わせます。
❸みじん切りにした玉ねぎと❷を合わせ、コールスロードレッシングを加えてよく混ぜます。
❹器にベビーリーフを敷き、❷❸をのせ、油を切ったツナと汁けを切ったコーンをトッピングします。

＼ Dr.TANAKAのひと言 ／

たっぷりキャベツのコールスロー。
たっぷり作ってご家族でどうぞ。

調理時間
約15分

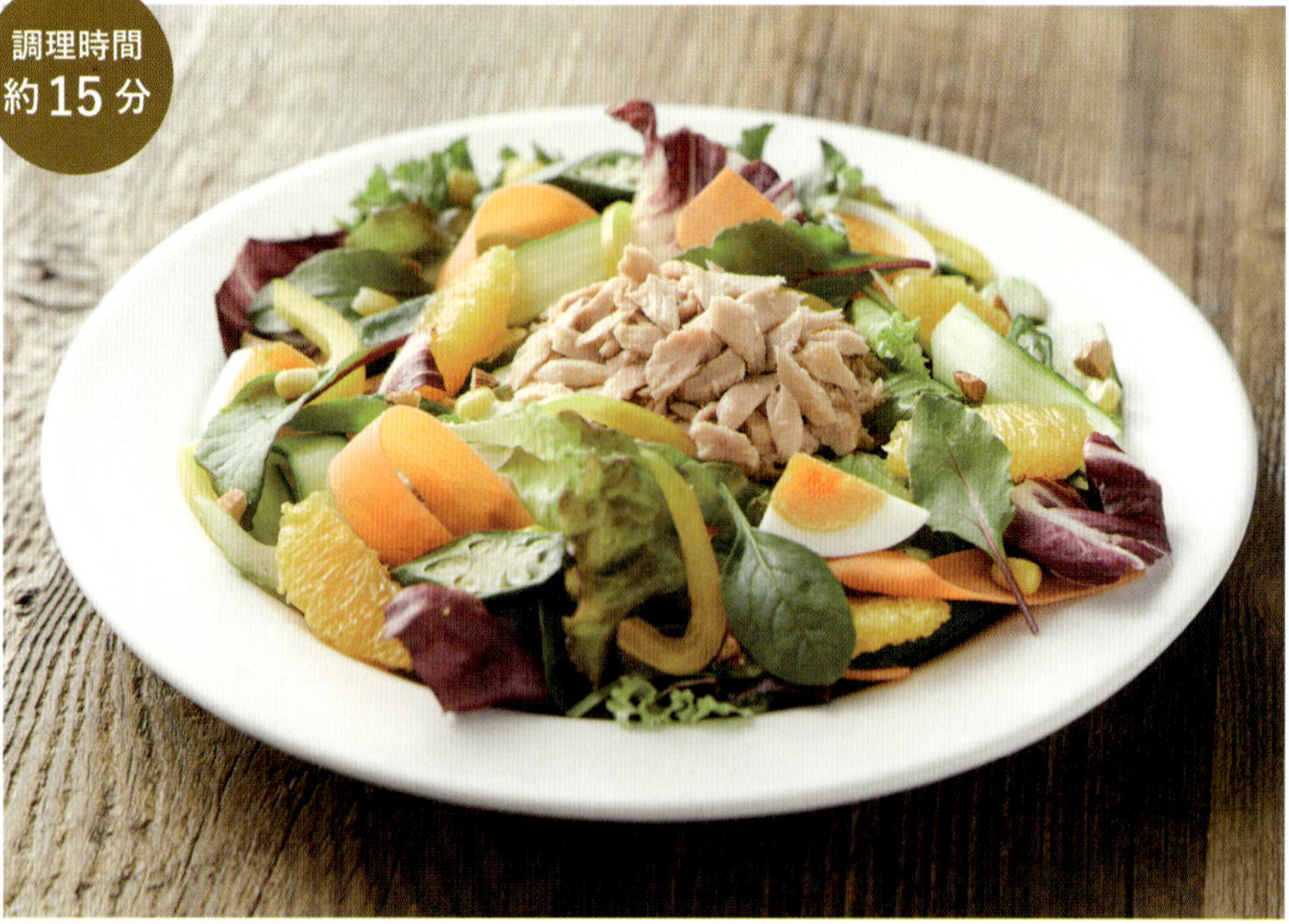

ツナ缶 + サラダ 05

ツナのサラダディッシュ

材料（2人分）

ツナ缶（水煮）…1缶（70g）
コーン缶…30g
オクラ…3本
にんじん…20g
きゅうり…20g
黄パプリカ…大1/4個
セロリ…10g
オレンジ…1/2個
ゆで卵…1/2個
お好みのカット野菜…40g
アーモンド…10g
市販のフレンチドレッシング…適量

つくり方

❶オクラはゆでて冷水に取り、斜めに切ります。
❷にんじん、きゅうりはピーラーで薄切りにします。黄パプリカ、セロリは薄切りに、オレンジは房から果肉を取り出し、ゆで卵は一口大に切ります。
❸❶、❷、お好みのカット野菜をバランスよく器に盛り、コーンを散らし、中央に液汁を切ったツナを盛ります。
❹アーモンドは砕いて全体に散らし、市販のフレンチドレッシングをかけます。

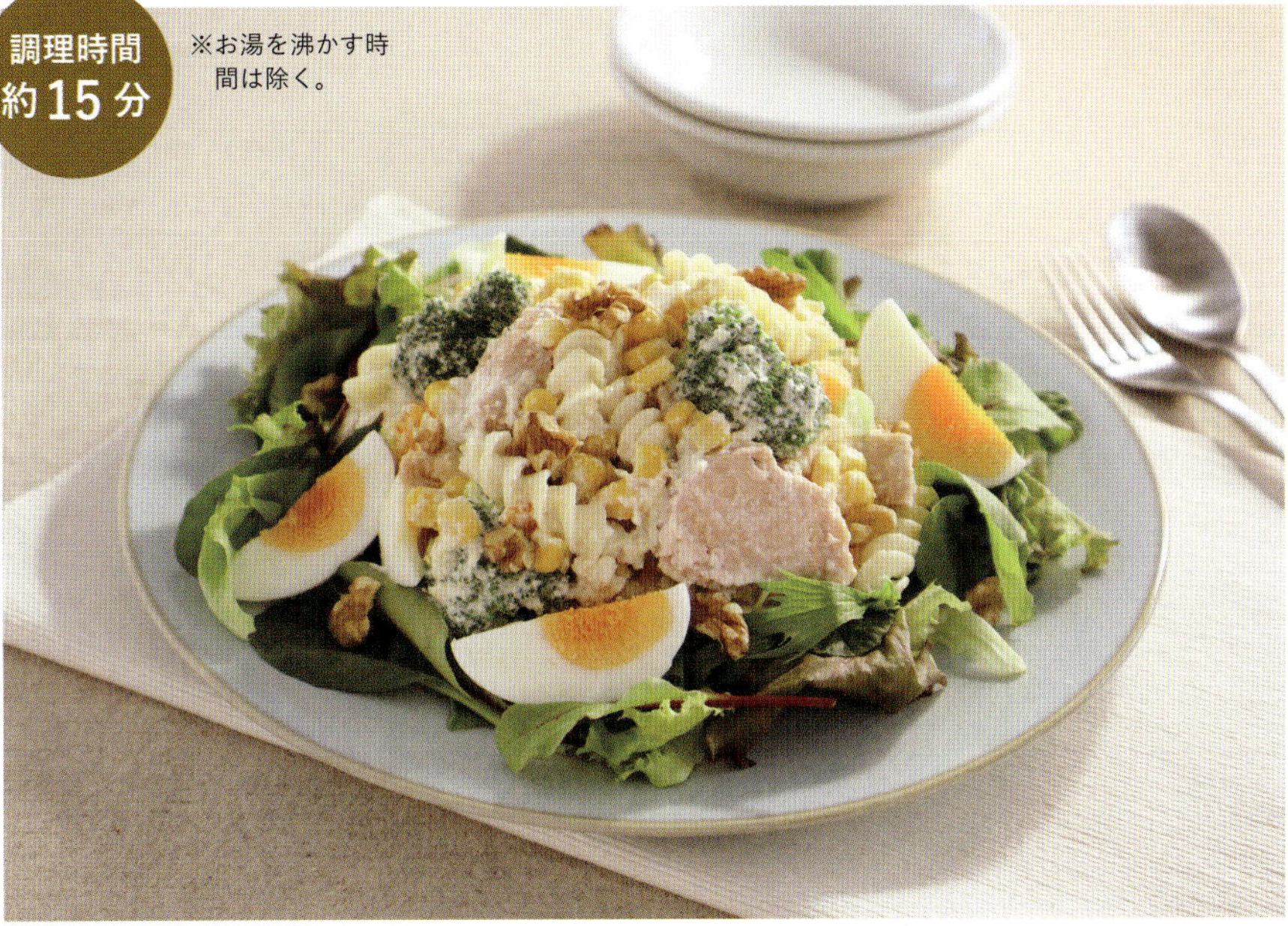

調理時間
約15分

※お湯を沸かす時間は除く。

ツナ缶＋サラダ 06

ツナプロテインサラダ

材料（4人分）

ツナ缶（水煮）…2缶（140g）
フジッリ…20g
コーン缶…1缶（120g）
ベビーリーフ…1袋
ゆで卵…2個
ブロッコリー…1/3株
くるみ…4粒

Ⓐ
木綿豆腐…1/2丁
オリーブ油…大さじ1
塩…小さじ1/2
レモン汁…小さじ1/2

つくり方

❶沸騰したお湯でフジッリをゆで、ゆであがり2分前に小房に分けたブロッコリーを入れて一緒にゆで、ざるにあげ冷まします。
❷ビニール袋にⒶの材料を入れてよくもみ混ぜ、ペースト状にします。
❸❷に❶、汁けを切ったコーン、ざく切りにしたゆで卵（1個分）、ツナを液汁ごと入れてさらにもみ混ぜます。
❹器にベビーリーフをひろげ、❸を盛り付け、4等分に切った残りのゆで卵、きざんだくるみをトッピングします。

＼Dr.TANAKAのひと言／

豆腐をペースト状にしたソースで具材をあえた、たんぱく質たっぷり（1/2日分）のサラダです。

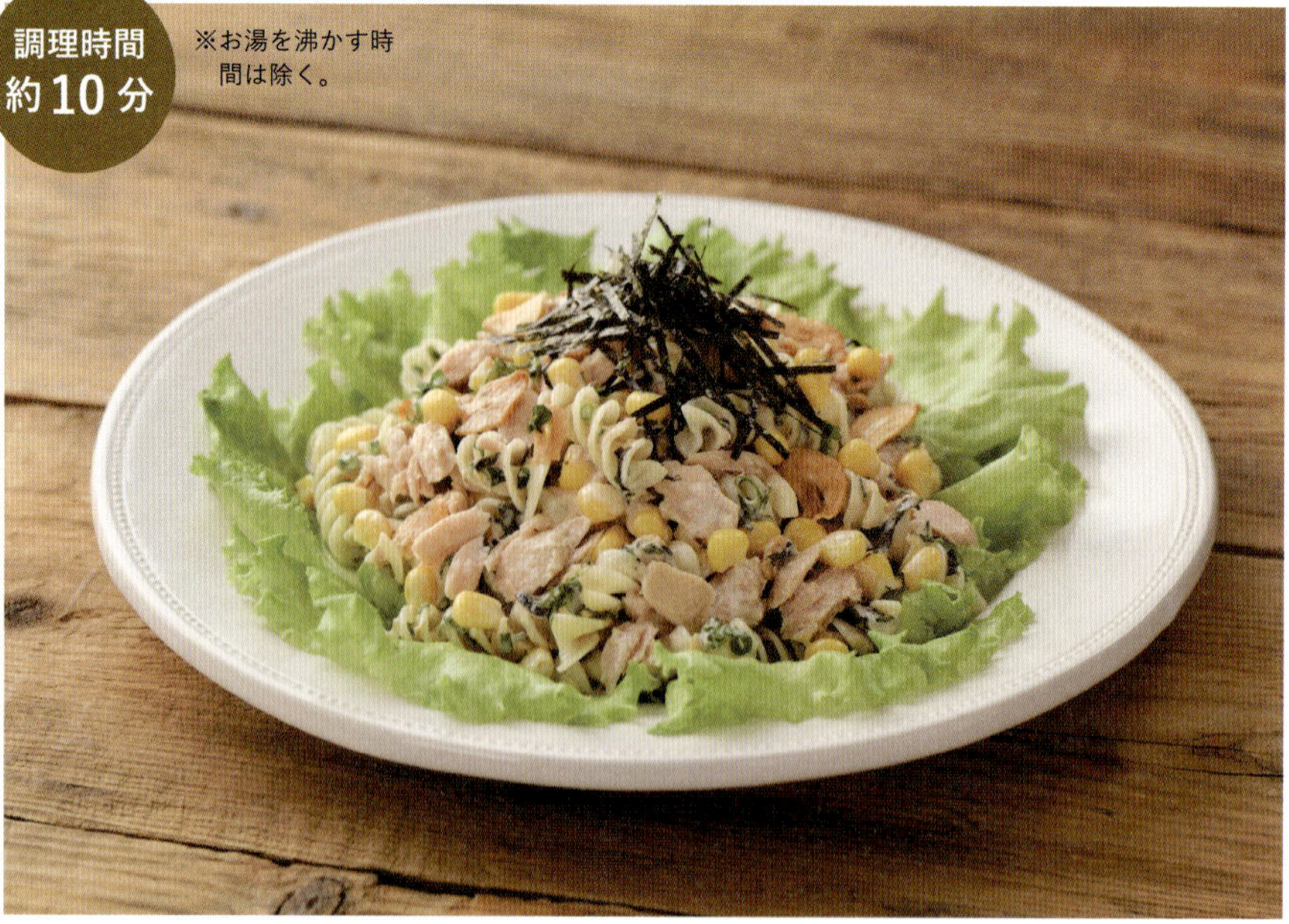

調理時間
約10分

※お湯を沸かす時間は除く。

ツナ缶＋サラダ 07

コーンときざみのりのツナサラダ

材料（2人分）

ツナ缶（水煮）…1缶（70g）
コーン缶…1缶（120g）
フジッリ…20g
きざみのり…適量
小ねぎ…5本
青じそ…3枚
フライドガーリック…大さじ2
マヨネーズ…大さじ3
黒こしょう…適量
塩…少々
リーフレタス…適量

つくり方

❶フジッリを表示通りにゆで、冷水で冷やします。
❷小ねぎは小口切りにし、青じそは縦半分に切り、さらにせん切りにします。
❸ボウルに❶、❷、液汁を切ったツナ、汁けを切ったコーン、きざみのりを2つまみ、フライドガーリック、マヨネーズを入れて混ぜ、黒こしょう、塩で味を調えます。
❹器にリーフレタス、❸を盛り付け、きざみのりをのせます。

＼Dr.TANAKAのひと言／

定番のツナマヨに、たっぷりのコーンとガーリックや香味野菜の風味を加えた、箸が止まらないやみつきサラダ！

調理時間
約5分

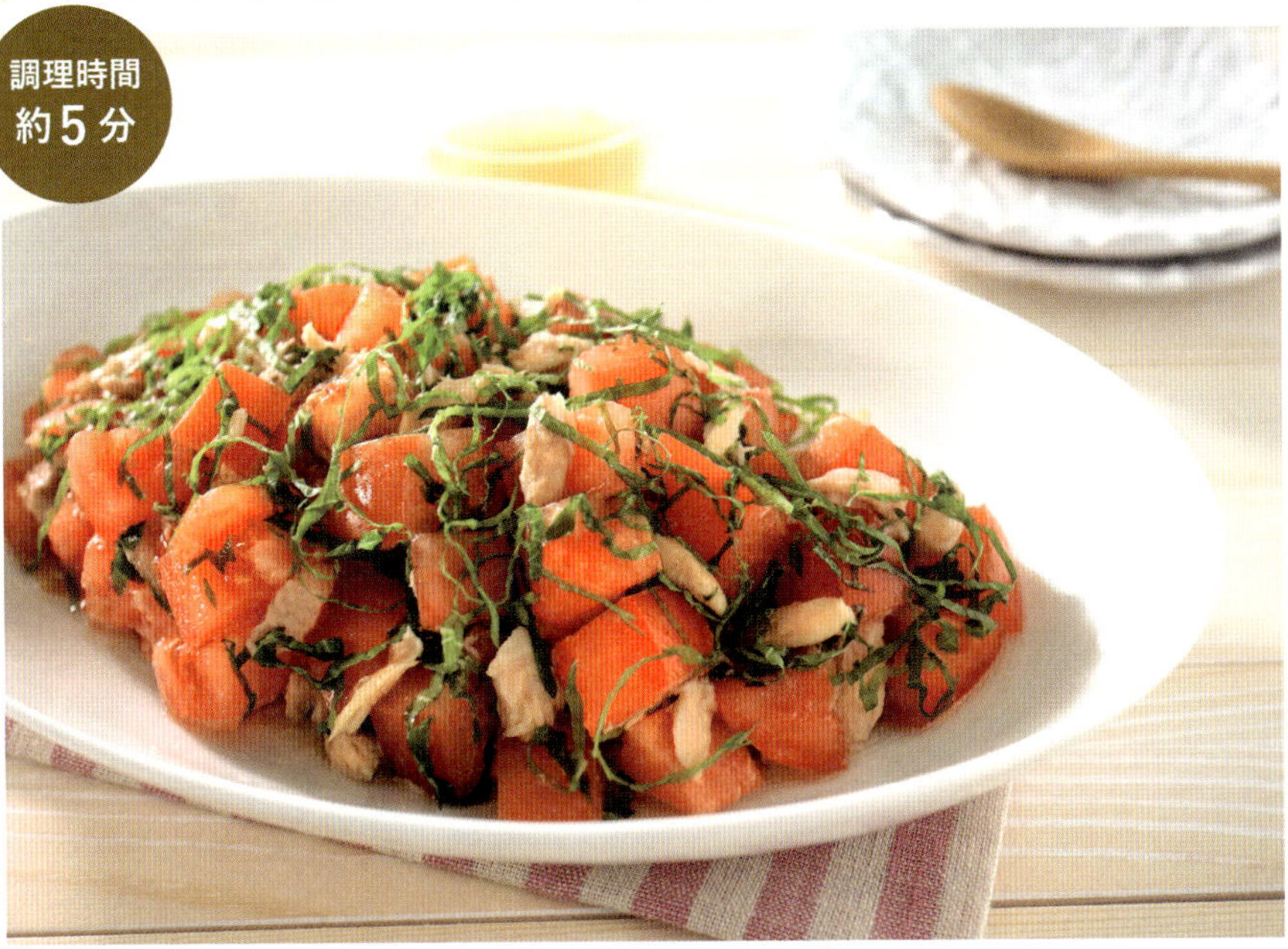

ツナ缶 + サラダ 08

青じそたっぷりツナとトマトのサラダ

材料（2人分）

ツナ缶（オイル）…1缶（70g）
トマト…中2個
青じそ…10～20枚（お好みで）

（ドレッシング）
塩…小さじ1/2
酢…大さじ1
砂糖…小さじ1
おろししょうが…5g
こしょう…適量

つくり方

❶トマトは2㎝角に切り、青じそはせん切りにします。
❷ボウルにツナ（油ごと）を入れ、❶を加えて混ぜ合わせ器に盛ります。
❸ドレッシングの材料を合わせてよく混ぜ、食べる直前にかけます。

＼Dr.TANAKAのひと言／

たっぷりの青じそとしょうがの風味がきいた
ドレッシングとの相性抜群！

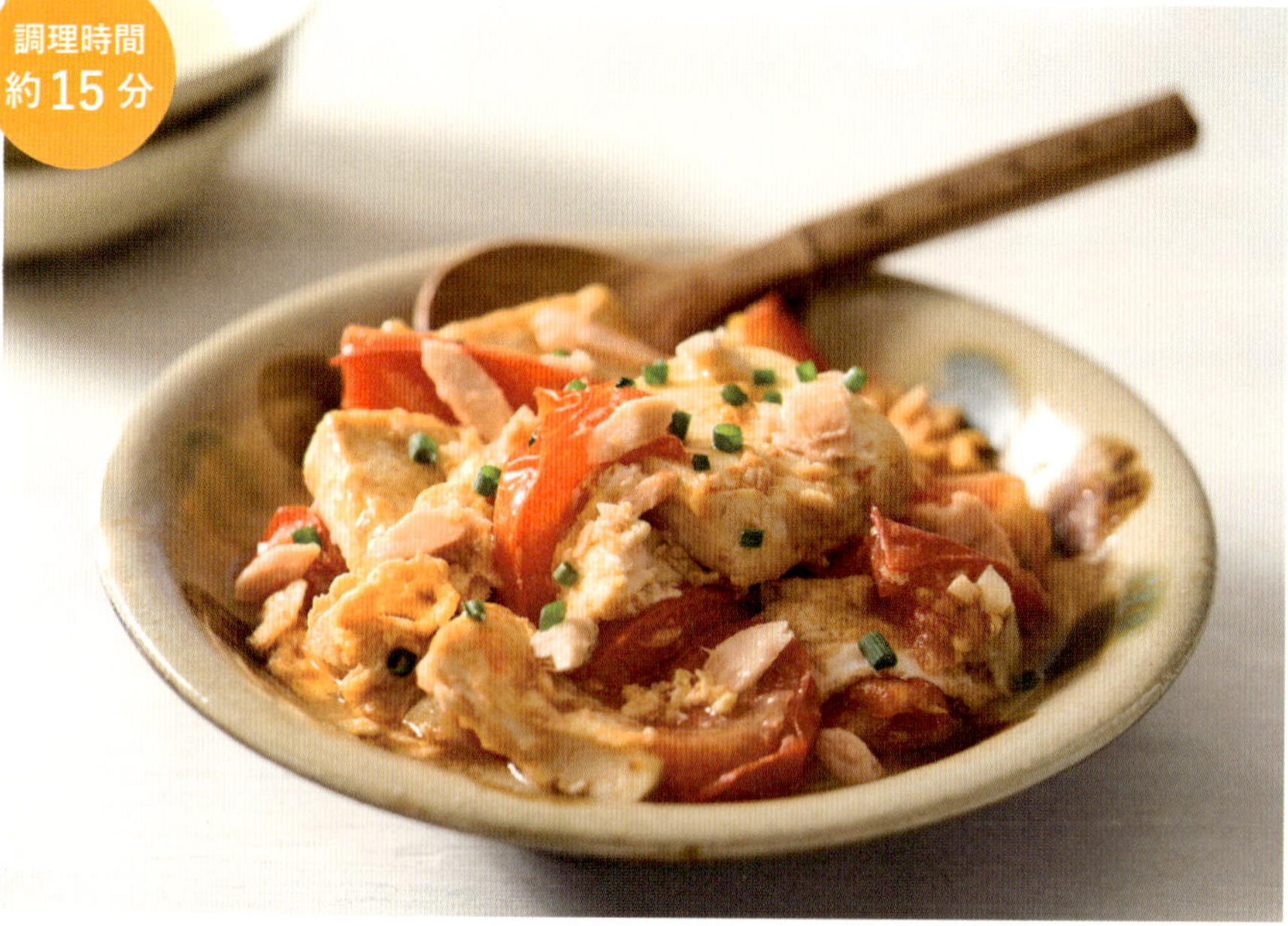

調理時間
約15分

ツナ缶 + 炒め物 01

ツナと彩りトマトのチャンプルー

材料（2人分）

ツナ缶（オイル）…1缶（70g）
トマト…中1個
玉ねぎ…中1/2個
にんにく…1/2片
木綿豆腐…1/2丁（150g）
サラダ油…大さじ1
卵…1個
めんつゆ（3倍濃縮）…大さじ1
小ねぎ（小口切り）…適量

つくり方

❶トマトはへたを取りざく切り、玉ねぎは薄切り、にんにくはみじん切り、木綿豆腐は水切りして食べやすい大きさに切ります。
❷フライパンにサラダ油、ツナ缶の油、にんにくを入れて弱火にかけ、にんにくから香りが出たら玉ねぎをしんなりするまで炒め、さらに木綿豆腐を加え炒めます。
❸トマト、ツナを加えて中火で軽く炒め、めんつゆを加えて混ぜます。
❹溶きほぐした卵を回し入れてしばらく触らずに待ち、卵が固まってきたら全体を混ぜます。器に盛り、小ねぎを散らします。

＼ Dr.TANAKAのひと言 ／

味付けはめんつゆだけ！

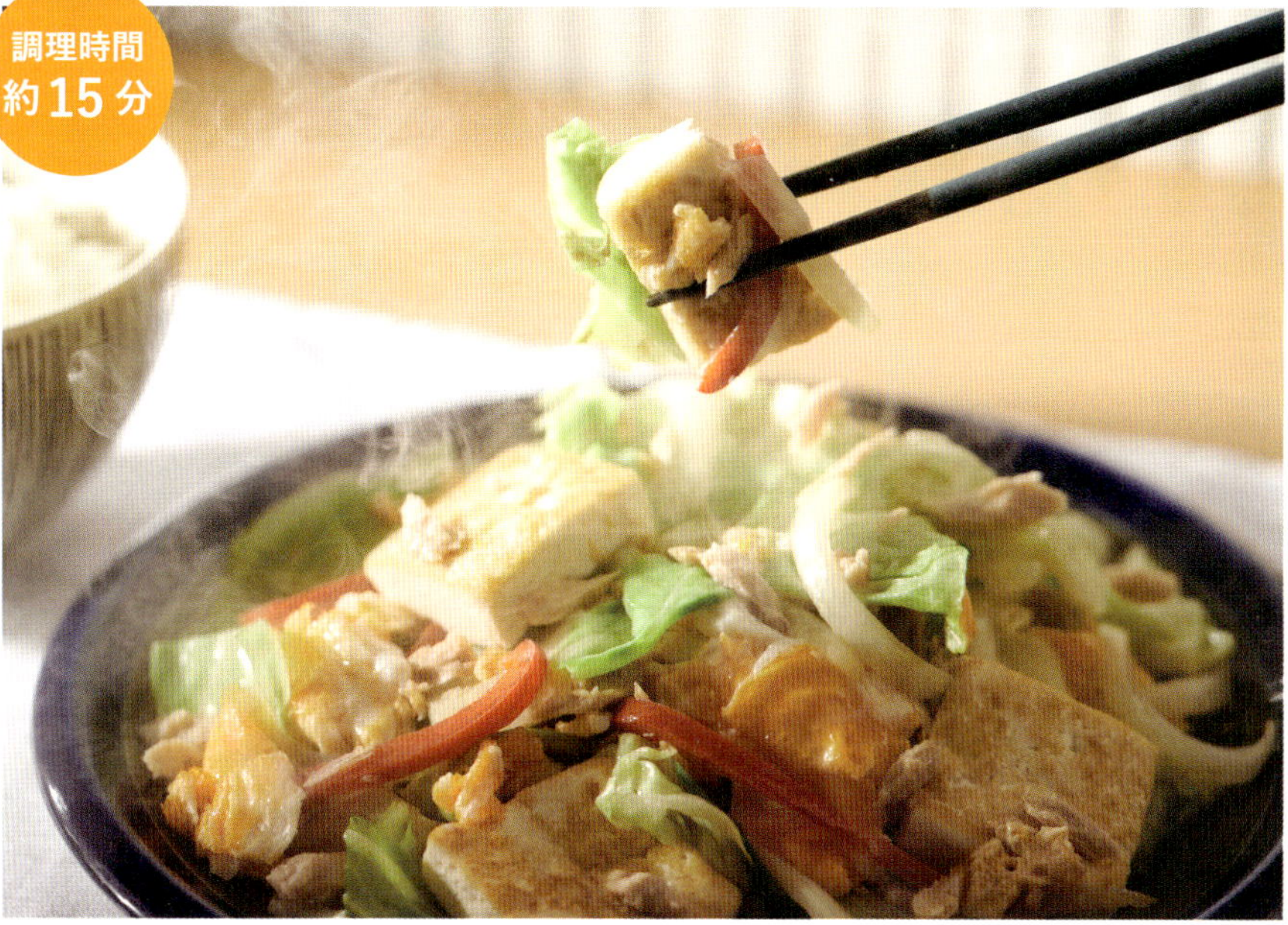

調理時間
約15分

ツナ缶 ＋ 炒め物 02

ツナの旨みたっぷりチャンプルー

材料（2人分）

ツナ缶（オイル）…1缶（70g）
キャベツ…1/4個
玉ねぎ…中1/2個
赤パプリカ…大1/4個
木綿豆腐…1/2丁（150g）
サラダ油…大さじ2
卵…1個
塩…小さじ1/2
こしょう…少々
しょうゆ…適量

つくり方

❶キャベツはざく切りに、玉ねぎは薄切りにします。赤パプリカは横半分に切ってから、縦に細切りにします。木綿豆腐は水切りして、食べやすい大きさに切ります。
❷フライパンにサラダ油（大さじ1）を熱し、木綿豆腐を両面に焼き色がつくまで焼き、取り出します。
❸❷のプライパンに残りのサラダ油、ツナ缶の油を熱し玉ねぎを入れ、しんなりするまで炒め、キャベツ、赤パプリカ、ツナを入れ炒めます。
❹キャベツに火が通ったら溶きほぐした卵を回し入れてしばらく触らずに待ち、卵が固まってきたら全体を混ぜます。
❺❷の豆腐を戻し入れ、塩、こしょうで味付けします。鍋肌にしょうゆを回しかけてひと混ぜし、器に盛ります。

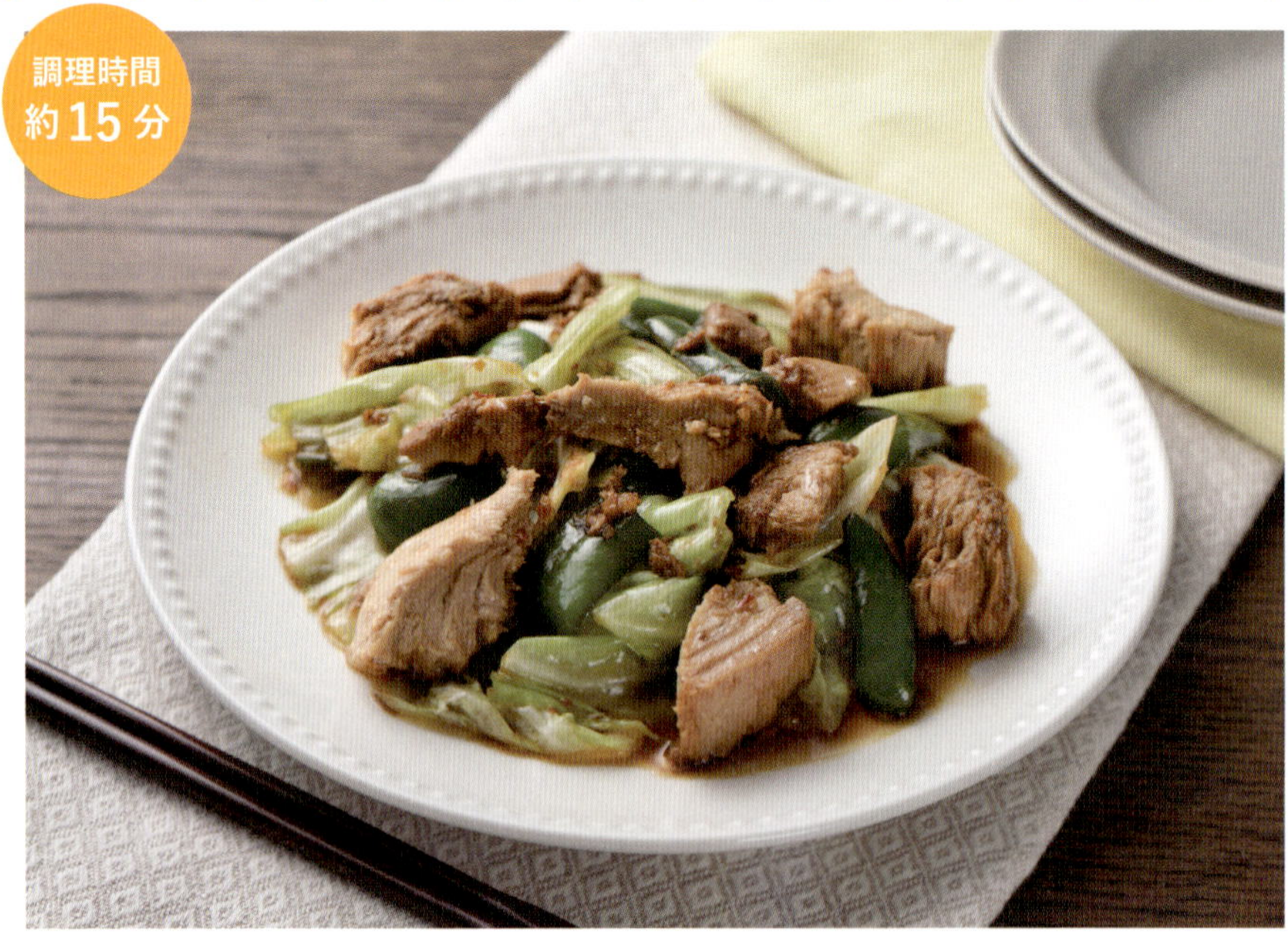

ツナ缶＋炒め物 03

ツナ回鍋肉

材料（2人分）

ツナ缶（オイル）…2缶（140g）
キャベツ…2枚
ピーマン…中1個

Ⓐ
しょうが（みじん切り）…1/2片
にんにく（みじん切り）…1/2片
豆板醤…小さじ1

Ⓑ
甜麺醤（またはみそ）…大さじ1
しょうゆ…小さじ1
酒…大さじ1

つくり方

❶キャベツは一口大に切り、ピーマンはへたと種を取って6等分に切ります。
❷フライパンにツナ缶の油とⒶを入れ、中火にかけます。
❸香りが立ったら❶を加え、全体に油が回ったら、ツナ、Ⓑを加えてさっと炒めます。

＼ Dr.TANAKAのひと言 ／

回鍋肉を食べごたえのあるツナでアレンジ！
魚のおいしさが野菜と合わさって、まさに美味！

調理時間
約5分

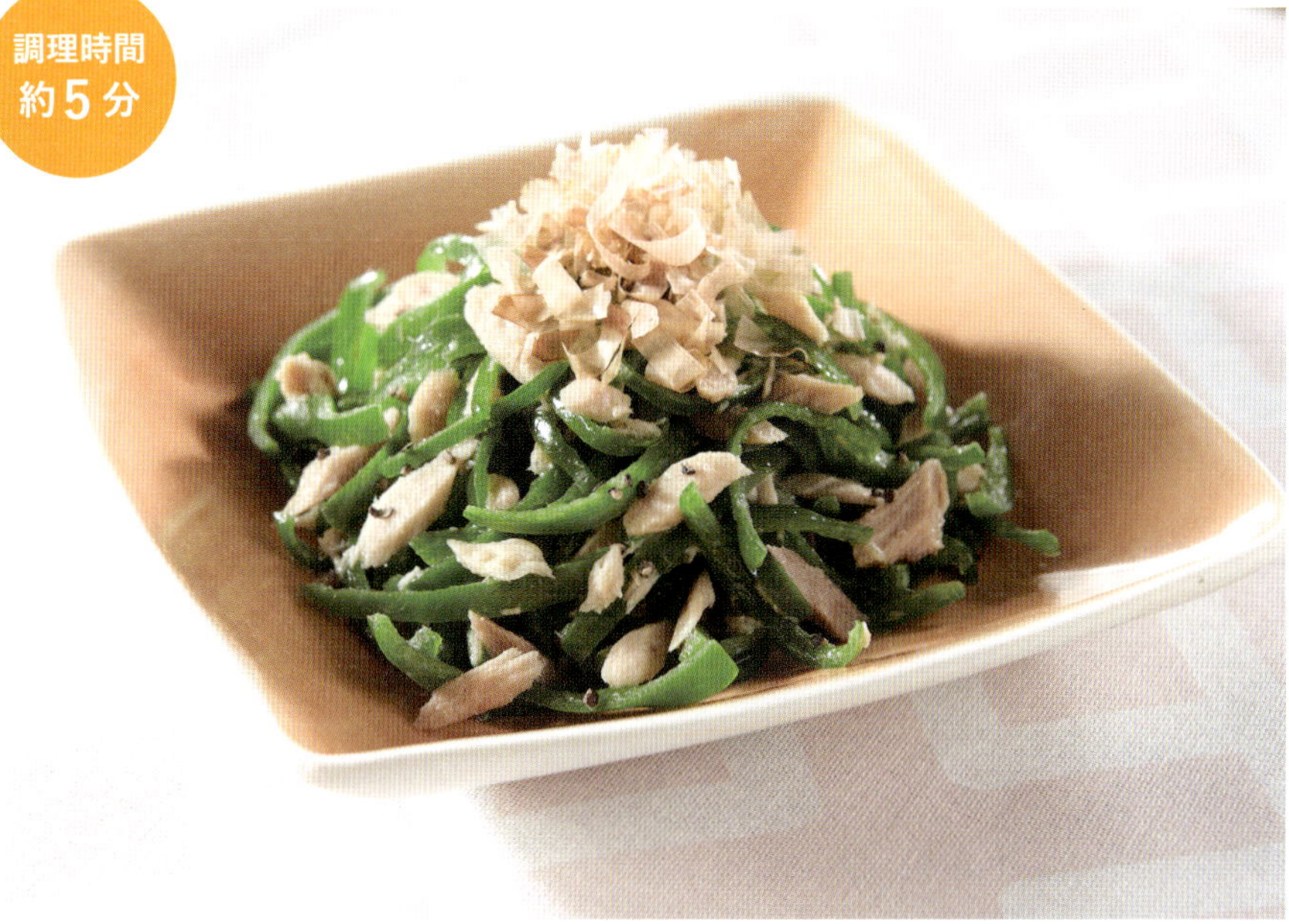

ツナ缶 + 炒め物 04

ツナの無限ピーマン

材料（2人分）

ツナ缶（オイル）…1缶（70g）
削りぶし…2g
ピーマン…中6個
鶏がらスープの素…小さじ1
粗びき黒こしょう…少々

つくり方

❶ピーマンは縦半分に切って種を取り、約5㎜幅の細切りにし、ボウルに入れます。
❷❶にツナ（油ごと）、鶏がらスープの素、粗びき黒こしょうを加えてよく混ぜ合わせ、耐熱容器に入れます。
❸ラップをして電子レンジ（600W）で約3分加熱後、ラップをはずして器に盛り、削りぶしをトッピングします。

＼Dr.TANAKAのひと言／

ピーマンにツナと調味料の旨みがしみ込んだ、
おいしさたっぷりのお手軽メニューです！

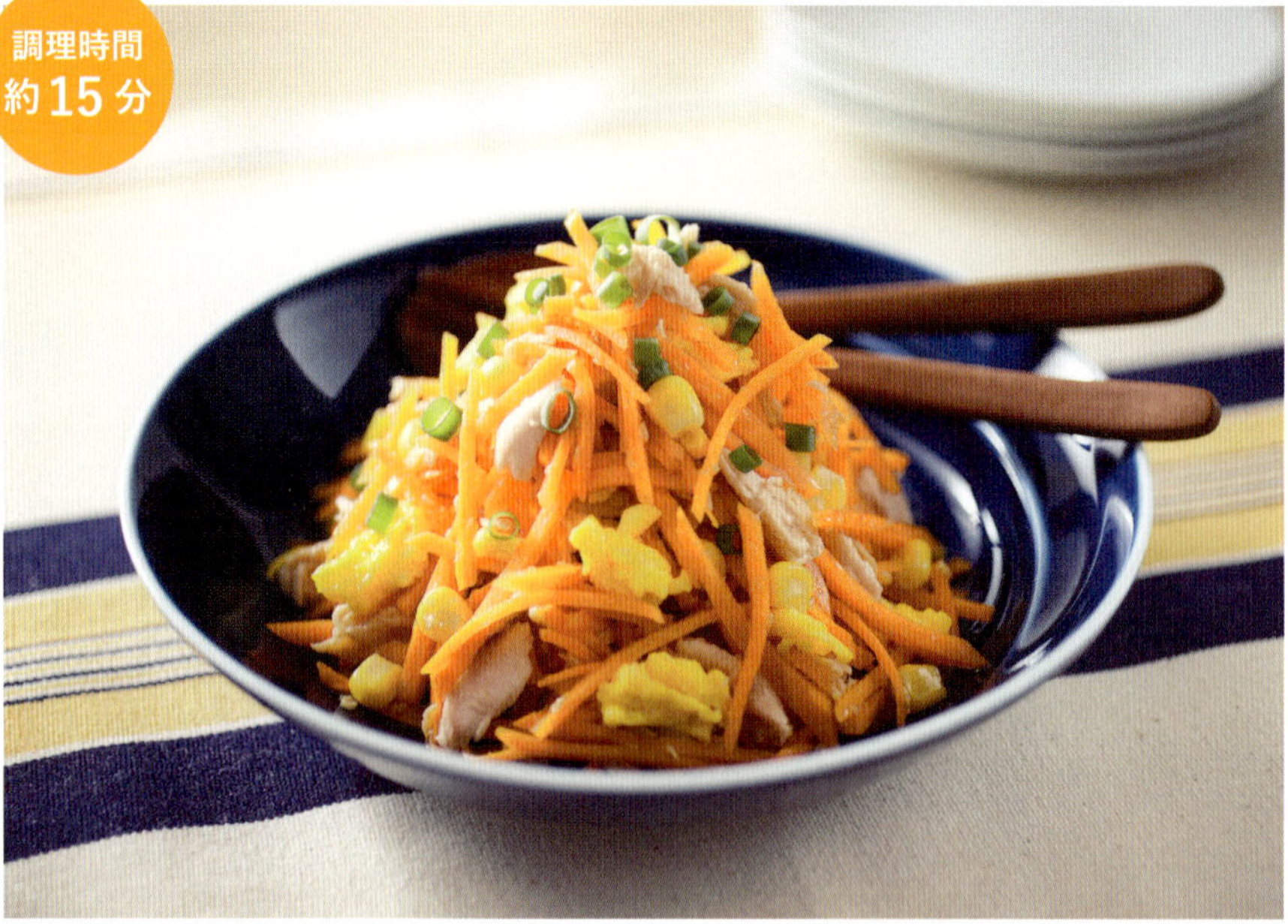

調理時間
約15分

ツナ缶＋炒め物 05

人参しりしり

材料（2人分）

ツナ缶（オイル）…1缶（70g）
コーン缶…1/2缶（60g）
にんじん…中1本
塩、こしょう…各少々
和風顆粒だしの素…小さじ1
しょうゆ…小さじ1/2
卵…1個
小ねぎ…適量

つくり方

❶にんじんは皮をむき、せん切りにします（またはせん切りスライサーでスライスします）。
❷フライパンにツナ（油ごと）を入れ、❶を加えて火にかけ炒めます。
❸❷に汁けを切ったコーンを加えて混ぜ合わせ、和風顆粒だしの素、しょうゆを入れ、塩、こしょうで味をととのえます。
❹卵を溶きほぐして❸に回し入れ、箸で混ぜながら炒り卵のようになるまで炒め、器に盛ります。小口切りにした小ねぎを散らします。

＼ Dr.TANAKAのひと言 ／

にんじんは油で炒めるとカロチンの吸収率がアップします！

第4章

だから
ツナ缶はすごい！

Tuna

リーズナブルな価格だから手軽に買える

ツナ缶がすごい食材といえるのは、なんといっても含まれている栄養素の健康効果です。いつもの料理にツナ缶を加えるだけで、あっという間に健康的な食生活に様変わりします。

実は、ツナ缶をおすすめする理由は、もうひとつあります。

それは、ツナ缶の利便性です。

第4章では、そんなツナ缶の利便性を紹介することにしましょう。

まずは、**ツナ缶は誰もが手が届くリーズナブルな価格の食材**だということです。

ここ最近多いニュースのひとつが物価の上昇です。異常気象や世界各地で起こっているものごとが大きな理由とはいえ、食品の値上がりに頭を抱えている人は多いと思います。

栄養バランスをよくするために、価格を無視してあれもこれも買うわけにはいきません。できれば、**出費を抑えながら上手に栄養を摂りたい**ものです。その点、健康にいいとされるいくつもの栄養素が含まれているツナ缶は、貴重な食材といえます。

しかも手が届く価格です。

ツナ缶はセットで販売されていることが多く、**1缶70gの3缶の価格は約300～600円。1缶に換算すると約100～200円**です。

価格は原料によって異なり、カツオを原料としたツナ缶は比較的安く、ビンナガマグロやキハダマグロが原料だと少し高くなります。なかには希少なマグロを原料としたり、調味油に高品質のオリーブオイルを使ったりした1缶1000円を超えるツナ缶もあります。

ツナ缶の栄養素を摂りたいなら高級なツナ缶を買う必要はなく、手軽に買える3缶約300～600円で十分。**1缶200円以下で栄養バランスがよくなる**なら、コスパ最高だと思いませんか。

Tuna

日本全国どこでも手に入る

手頃な価格のツナ缶は、全国どこでも手に入ります。

ツナ缶は、全国のコンビニやスーパー、ディスカウントショップ、ネットショップなど、本当にいろいろなところで売っていて、**必要なときに、いつでもどこでも手に入ります。**

身近なだけに、まとめ買いしてストックしている人も多いのではないでしょうか。

さらにツナ缶は、**季節に関係なく手に入る**のも、栄養のことを考えるにはうれしい食材でしょう。生鮮食品のようにスーパーへ行ったけどなかったということは、ほとんどないといえます。

また、季節によって含まれている栄養素が大きく変わることもなく、フタを開ければいつでも期待している栄養を摂ることができます。

Tuna

賞味期限が長いから買い置きできる

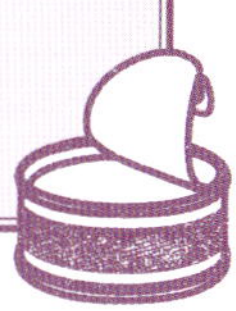

ツナ缶がほかの食材と比べて圧倒的に優れているのは、保存性です。

ツナ缶は常温での長期保存に適しており、**未開封であれば賞味期限は3～5年**といわれています。

ただし、原料がマグロやカツオ、加工方法が水煮やオイル漬けなど、さまざまな種類があるので、商品によって賞味期限は違ってきます。必ずパッケージの記載を確認するようにしてください。

ちなみに**賞味期限とは、食品をおいしく食べられる期限**のことで、安全に食べられる消費期限とは異なります。そのため缶詰のような傷みにくい食品の場合は、賞味期限を過ぎても食べることはできます。

ツナ缶の賞味期限が長いのは、第2章でも紹介したように、真空状態で高温殺菌処理された状態で缶に詰められているからです。そのため、**冷蔵庫に入れる必要もなく、夏の暑い時期でも常温で保存**できます。

ただし、すでに冷蔵庫に保存しているという人は、缶内部の大きな温度変化で劣化する可能性があるので、常温保存には戻さないようにしてください。また、フタを開けてしまった場合は、清潔な容器に移して冷蔵庫で保存しましょう。このときオイル漬けの場合は、オイルごと保存すると乾燥と酸化を防ぐことができます。

長期保存できるのは、家庭の財布には大きなメリットです。先ほどツナ缶はお手頃価格と紹介しましたが、セールになるとさらに安く手に入れることができます。**お買い得のときに大量に購入してストック**しておくのもいいでしょう。

日頃から常備しておけば、お買い物に行けないときも安心です。ストックしている棚から取り出して、すぐにツナ缶料理がつくれます。

しかも、中身は新鮮なときに加工されたそのままのおいしさです。もちろん栄養素も損なわれていません。

Tuna

下ごしらえ済みだから料理時間を短縮できる

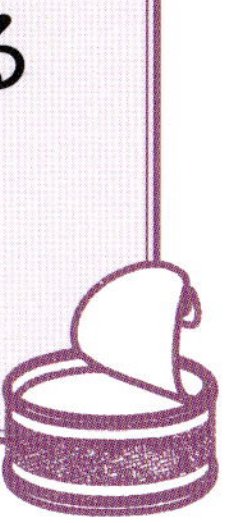

ツナ缶の魅力は、料理時間を短縮できるところにもあります。

下ごしらえが面倒で時間がかかる。これは料理をしない理由のひとつです。

その点、ツナ缶はフタを開ければすぐに使えます。というのは、**缶詰に加工するときに下ごしらえが済んでいる**からです。皮をむいたり、切ったり、さばいたり、ゆでたりする必要がないのです。

忙しいときに、パパッと調理できる食材があるとうれしいものです。

料理が苦手な人でも、下ごしらえが済んでいる食材を使えば、短時間で料理がつくれます。それがきっかけで料理を始めるかもしれません。

第3章のレシピを見てもわかるように、**手早くつくれてしまうのがツナ缶を使った料理**です。それでもしっかり栄養が摂れます。

Tuna

薄味だから味付け自由自在

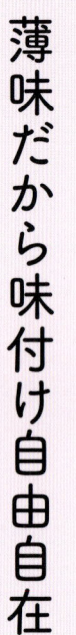

第3章のレシピでわかるように、どんぶり、サンドイッチ、サラダ、パスタ、おみそ汁……、どんな料理にも使えるのがツナ缶です。

ツナ缶は素材そのものの味を活かしたシンプルな味付けが基本なので、どんな食材とも合うし、**和、洋、中のどんな料理にも**使えます。とくにクセがなくて薄味の水煮缶は、自分の好みに味付けするのがとても簡単です。

オイル漬けなら、調味油を使わなければ、やはり自由自在に味付け可能です。

ある有名な料理レシピサイトで「ツナ缶」と検索すると、そのレシピ数は軽く10万件を超えます。ツナ缶と並んで人気のサバ缶のレシピ数とは桁違いの多さです。それだけ気軽に誰もが使う食材としてツナ缶が利用されているということでしょう。ツナ缶を利用すれば、あっという間に料理のレパートリーが増えます。

Tuna

ツナ缶のオイルは調味料としても使える

料理が苦手な人や味付けに自信がないという人に覚えてほしいのが、オイル漬けのツナ缶のオイル（調味液）を調味料として使うことです。

素材の旨みが凝縮されているオイルは、コクがあってとても優秀な調味料として使えます。**ツナと一緒に入れて少し味付けするだけで、おいしい料理のできあがり。**オイル漬けのオイルには、ツナ缶に含まれる栄養素も溶け込んでいるので、一緒に食べれば栄養素もしっかり摂れます。

オイル漬けに含まれる油で、いちばん多く使われているのは「大豆油」です。大豆油はもっとも代表的な植物油で、サラダ油のほかに、マヨネーズの原料としても使われています。**大豆を搾ってつくられている大豆油は、オイル自体に旨みやコクがあり、ツナ自体とも相性がいい**のが特徴です。

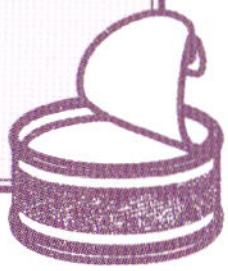

そこにマグロやカツオのエキスが混ざることで、さらにコクと旨みが増し、優秀な調味料やだしに変化するのです。

ちなみに大豆油には、ビタミン、脂肪酸、植物ステロールなどが豊富に含まれていて、心疾患《しっかん》の予防、肌や目の健康、総コレステロール値や中性脂肪の低下などに役立つといわれています。

パスタや炊き込みご飯などにツナ缶をオイルごと使うと、とても相性のいい、おいしい一品が簡単につくれます。

また、炒め物などでサラダ油の代わりにツナ缶のオイルだけを使っても、料理にコクと旨みが増します。サラダのドレッシング代わりに使ったりするのもいいでしょう。

ツナ缶のまるごとみそ汁も、試す価値はあると思います。

栄養素がたっぷり詰まっているツナ缶を、まるごと使っておいしい料理をつくってみてはいかがでしょうか。

Tuna

いろいろな形状があるから料理に合わせて使い分けできる

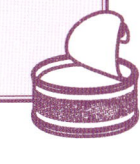

ツナ缶は、ツナの形状がいろいろあるのも使い勝手のいい理由です。

身の形状は、大きく次の3種類に分かれます。

細かくほぐされている「フレーク」。**ぶつ切りでかたまりになっている「チャンク」**。**ほぐさずに身の形のまま入っている「ブロック」**（メーカーによっては「ソリッド」または「ファンシー」と呼ぶ）。一般的なのはフレークタイプで、チャンクやブロックのツナ缶は、フレークタイプより少し価格が高くなります。

肉や魚の代わりとして食べ応えのある料理に使うならブロックタイプ、サラダやサンドイッチなどのように混ぜたり、ペーストにしたりして使うならフレークタイプなど、料理によって使い分けると、同じ料理でも味や食感が変わってきます。いろいろ試してみてください。

Tuna

後片付けが簡単で生ごみも出ない

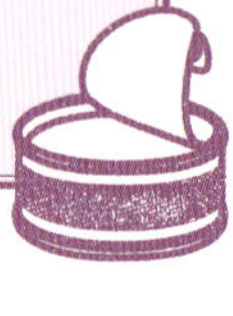

後片付けが簡単なのも、ツナ缶のメリットです。

ツナ缶は、**フタを開けて中身を取り出したら、その缶を水洗いして資源ゴミに捨てればいいだけ**です。

料理は後片付けもたいへんです。野菜の皮やいろいろな食材の切り落とした部分、魚の骨や内臓、肉の脂身など、料理をすると必ず生ごみが出ます。放っておくと悪臭を放つし、夏なら虫が発生することもあります。

魚や肉の処理にまな板と包丁を使えば、きちんと手入れしないと臭いや汚れが残ることもあります。できれば後片付けはらくに終わらせたいものです。

その点、食材にツナ缶を利用すると、少なくともツナ缶だけは後片付けが簡単に終わります。生ごみが出ることもありません。

Tuna

ツナ缶は非常食にも使える

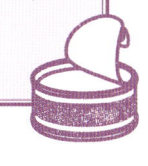

自然災害や緊急事態のときの非常食としても使えるのが、ツナ缶です。

東日本大震災や令和6年の能登半島地震、あるいは猛暑や集中豪雨などの異常気象による大災害など、最近の日本は、いつでもどこでも誰でも、自然災害に遭遇する可能性があると思います。

ツナ缶は長期間保存が可能なうえに栄養素も豊富で、水や熱を使わなくても食べられます。しかも、**缶切り不要で、食べたいときにすぐにフタを開けられます。**いざというときのために、ツナ缶を多めにストックしておくのもいいのではないでしょうか。

ちなみに、オイル漬けのツナ缶は、災害時のランプとしても使えます。ティッシュペーパーやキッチンペーパーなどをねじって芯《しん》をつくり、ツナ缶に指し込むと、そこにオイル漬けの油が染み込んで、ランプのように火を灯すことができます。

おわりに

健康で長生きするために、いつもの食事を見直してみるのはとても大切なことです。

糖質は摂り過ぎていないか、たんぱく質はきちんと摂れているか、脂質を摂り過ぎていないか、必要なビタミン類は摂れているか……。

本書でツナ缶の活用方法を提案したのは、いつもの食事の栄養バランスを再考する提案でもあります。

世の中にはいろいろな食材があふれていて、どの食材を使えば健康的な食事になるのか悩むこともあります。

その点、ツナ缶なら、野菜や海藻類、大豆製品などと一緒に摂れば、それだけで格段に栄養バランスがアップします。

私も患者さんから、何を食べればいいのかよく相談されます。

血糖値が高い人もいれば、血圧が高い人もいます。
メタボリックシンドロームで、内臓脂肪たっぷりの人もいます。
そのまま、いつもの食事を続けていると、
おそらく近い将来、生活習慣病を発症することになるでしょう。
食い止めるには、まずは食事を改めることです。
その方法のひとつが、動脈硬化やがんを予防したり、
認知症やサルコペニア、フレイルを遠ざけたり、骨を強くしたり、
貧血を回避したりする栄養素が含まれているツナ缶を活用することです。
リーズナブルな価格の食材だけに、すぐに始められることだと思います。
その入り口として本書を活用していただければ幸いです。

女子栄養大学名誉教授　田中 明

著者紹介

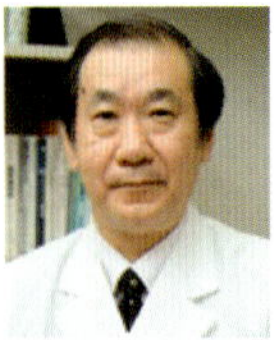

田中 明（たなか・あきら）

女子栄養大学名誉教授
医師・医学博士

糖・脂質代謝異常を専門とし、東京医科歯科大学病院では糖尿病や脂質異常症の患者の診療などに携わる。

女子栄養大学栄養学部教授、同大学栄養クリニック所長を経て、現職。

『血管を強くする「水煮缶」健康生活』『女子栄養大学栄養クリニックのさば水煮缶健康レシピ』（ともにアスコム）など水煮缶本の監修・著書多数。


女子栄養大学名誉教授が伝授！
健康ツナ缶

2025年2月12日　第1刷発行

著　　者　田中 明

編 集 人　辺土名 悟
編　　集　わかさ出版
編集協力　洗川俊一
装　　丁　下村成子
本文デザイン　ドットスタジオ／G-clef
イラスト　石玉サコ
校　　正　東京出版サービスセンター／荒井よし子
発 行 人　山本周嗣
発 行 所　株式会社文響社
ホームページ　https://bunkyosha.com
メール　info@bunkyosha.com
印刷・製本　株式会社光邦

ISBN978-4-86651-903-6

本書は専門家の監修のもと安全性に配慮して編集していますが、本書の内容を実践して万が一体調が悪化する場合は、すぐに中止して医師にご相談ください。また、疾患の状態には個人差があり、本書の内容がすべての人に当てはまるわけではないことをご承知おきのうえご覧ください。

本書の情報は発売日時点の情報に基づいています。